Quem ouve bem vive melhor

Dados Internacionais de Catalogação na Publicação (CIP)
(Câmara Brasileira do Livro, SP, Brasil)

Albernaz, Pedro Luiz Mangabeira
 Quem ouve bem vive melhor : um livro para pessoas com problemas de audição e seus familiares / Pedro Luiz Mangabeira Albernaz. — São Paulo : MG Editores, 2008.

ISBN 978-85-7255-057-4

1. Audição 2. Audição – Avaliação 3. Audiologia 4. Deficiência auditiva – Aspectos psicológicos 5. Distúrbios auditivos 6. Fonoaudiologia I. Título.

08-00388	CDD - 617.89
	NLM-WV 270

Índice para catálogo sistemático:

1. Audiologia : Medicina   617.89

Compre em lugar de fotocopiar.
Cada real que você dá por um livro recompensa seus autores
e os convida a produzir mais sobre o tema;
incentiva seus editores a encomendar, traduzir e publicar
outras obras sobre o assunto;
e paga aos livreiros por estocar e levar até você livros
para a sua informação e o seu entretenimento.
Cada real que você dá pela fotocópia não autorizada de um livro
financia o crime
e ajuda a matar a produção intelectual de seu país.

Pedro Luiz Mangabeira Albernaz

Quem ouve bem vive melhor

Um livro para pessoas com problemas de audição e seus familiares

QUEM OUVE BEM VIVE MELHOR
Um livro para pessoas com problemas de audição e seus familiares
Copyright © 2008 by Pedro Luiz Mangabeira Albernaz
Direitos desta edição reservados por Summus Editorial

Editora executiva: **Soraia Bini Cury**
Assistentes editoriais: **Bibiana Leme e Martha Lopes**
Capa: **Daniel Rampazzo / Casa de Idéias**
Projeto gráfico: **Raquel Coelho / Casa de Idéias**
Diagramação: **Raquel Coelho / Casa de Idéias**
Ilustrações: **Jordana Chaves, sobre originais enviados pelo autor**

MG Editores
Departamento editorial:
Rua Itapicuru, 613 – 7º andar
05006-000 – São Paulo – SP
Fone: (11) 3872-3322
Fax: (11) 3872-7476
http://www.mgeditores.com.br
e-mail: mg@mgeditores.com.br

Atendimento ao consumidor:
Summus Editorial
Fone: (11) 3865-9890

Vendas por atacado:
Fone: (11) 3873-8638
Fax: (11) 3873-7085
e-mail: vendas@summus.com.br

Impresso no Brasil

Este livro é dedicado aos meus mestres,

Paulo Mangabeira Albernaz,
José Augusto de Arruda Botelho,
Ermiro Estevam de Lima,
Theodore Edwin Walsh,
Walter Page Covell,
Catherine A. Smith,
Hallowell Davis,
S. Richard Silverman,
Ira J. Hirsh,
José Santiago Riesco,
Howard P. House,
William F. House,

e a Marlene.

SUMÁRIO

	Prefácio	9
	Introdução	13
1.	Som	17
2.	Os níveis de audição e a leitura da fala	23
3.	Como funcionam os ouvidos	33
4.	Como investigar a audição	47
5.	A surdez de transmissão	59
6.	A surdez neurossensorial	75
7.	A surdez na infância	95
8.	Zumbidos	103
9.	Aparelhos de surdez	111
10.	Aparelhos de surdez por via óssea	135
11.	Aparelhos de surdez implantáveis	139
12.	Implantes cocleares	143
	Comentários finais	157

Prefácio

Foi com imensa alegria e orgulho que recebi o convite para prefaciar esta obra, cujo principal objetivo é ajudar as pessoas que têm alguma dificuldade auditiva e seus familiares a lidar com as desvantagens e incapacidades geradas pela deficiência.

De todas as privações sensoriais, a perda auditiva é a que produz efeito mais devastador no processo de comunicação. É uma das condições mais incapacitantes, pois limita a ação de seu portador ou o impede de desempenhar seu papel na sociedade de maneira plena. Além disso, acarreta sérias implicações psicossociais para sua qualidade de vida e a daqueles que convivem com ele no dia-a-dia.

A audição é uma fonte contínua de informações sobre coisas e acontecimentos do meio ambiente, constituindo assim o principal modo pelo qual a linguagem falada é adquirida. Ademais, permite a localização da fonte sonora a distância, propiciando segurança física e participação vital. É o sentido que possibilita o contato social e a comunicação entre os homens. Além de satisfazer uma necessidade básica do ser humano, "o saber", a comunicação é um dos mais penetrantes, complexos e importantes aglomerados de seu comportamento social.

Escrever sobre a audição, o funcionamento do ouvido humano e o modo como investigá-lo já seria uma tarefa suficientemente árdua, principalmente quando as palavras devem ser bem escolhidas a fim de que o texto alcance também o leitor menos familiarizado. O autor aborda ainda os tipos de deficiência auditiva na criança, no adulto e no idoso, bem como os meios de preveni-la e o tratamento disponível nos dias atuais, a exemplo das próteses auditivas e do implante coclear, insertos em programas de reabilitação auditiva.

Só mesmo um educador, um verdadeiro mestre conseguiria fazê-lo, traduzindo os conhecimentos da anatomia, fisiologia e patologia do órgão auditivo, da acústica e da eletrônica, de forma simples, para que sejam devidamente compreendidos e assimilados pelo leitor.

Esse fato, todavia, não me surpreende, tendo em vista que fui aluna do dr. Pedro, quando cursava o doutorado em Distúrbios de Comunicação Humana, no Campo Fonoaudiológico da Universidade Federal de São Paulo, Escola Paulista de Medicina. Suas palavras sábias de educador guiaram-me e tranqüilizaram-me em um momento difícil, ao aceitar ser co-orientador de minha tese de doutorado, defendida em 1988.

O reconhecimento de um educador é notório; ele recai em dedicação, em buscar transformar formas ultrapassadas de ensinar em outras que facilitem a aquisição e a construção do saber pela própria pessoa. O verdadeiro educador é o que nos ensina a pensar. Precisa ser, acima de tudo, um pesquisador, um inovador, pois educar é ter consciência de sua responsabilidade, fazer de seus ensinamentos sementes que germinem em lições de crescimento pessoal e espiritual. É formar a consciência crítica, é desenvolver e criar, no educando, condições para que se torne agente transformador da própria história. O educador é aquele que ensina o amor com amor!

Mais recentemente, nossos caminhos voltaram a se cruzar quando, em 2001, idealizamos um videoteste para a triagem auditiva. Esse material constituiu a base de uma campanha nacional denominada "Quem ouve bem aprende melhor", destinada a escolares de todo o Brasil. Pudemos juntos ainda apresentá-lo na Guatemala, com grande reconhecimento, no *workshop* sobre surdez da Christophel Blinden Mission, apoiado pela Organização Mundial de Saúde.

Por continuarmos a acreditar na floresta e não somente nas árvores que a compõem, é que nossa amizade cresceu ainda mais, apesar dos tempos difíceis pelos quais passaram a fonoaudiologia e a otorrinolaringologia deste país! Saiba que, ao escolher uma fonoaudióloga para escrever este prefácio, aumentou ainda mais meu respeito, minha admiração e responsabilidade profissional.

Tive a honra de vê-lo ser laureado com um prêmio concedido pelo Capítulo Brasileiro da Associação Médica de Israel no clube A Hebraica, como médico do ano, recebendo as justas homenagens dessa comunidade paulistana.

Querido amigo Pedro, temos muito em comum: a paixão pela história, pela música, pela docência, pela educação e pela audição. Lembro-me de suas aulas, quando contava as histórias e nos falava dos mestres americanos, aos quais dedica este livro. Ao ler esta obra, voltei a ser uma estudante, graças ao estilo informal, priorizando o termo "ouvido" — e não "orelha", como exigiria a nomenclatura anatômica, por mais estranha que ela nos pareça. O texto é fácil, de leitura agradável e interessante!

Tenho certeza de que este livro será muito útil não somente para leigos, mas para todos aqueles que, como nós, amam e preservam o ouvido e a audição – a melhor e mais bela combinação!

Para finalizar este prefácio, escolhi as sábias palavras de Dalai-Lama:

Se seu coração é aberto e sincero, você naturalmente se sente satisfeito e confiante e não tem nenhuma razão para sentir medo dos outros. Que o olhar lançado sobre seus semelhantes seja repleto de ternura. Quanto mais nos importamos com a felicidade de nossos semelhantes, maior é nosso próprio bem-estar. Ao cultivarmos um sentimento profundo e carinhoso pelos outros, passamos automaticamente a um estado de serenidade. Esta é a principal fonte da felicidade.

Seja feliz, hoje e sempre!

Profª. drª. Iêda Chaves Pacheco Russo
Doutora em Distúrbios da Comunicação Humana
Professora Titular dos Departamentos de
Clínica Fonoaudiológica da Pontifícia Universidade
Católica de São Paulo e da Faculdade de
Ciências Médicas da Santa Casa de São Paulo
Presidente eleita da International Society of Audiology

Introdução

Os problemas da surdez são mais profundos, mais complexos e mais importantes que os da cegueira. A surdez é o maior dos infortúnios, a perda do mais vital dos estímulos: o som da voz, que nos traz a linguagem, desencadeia nossos pensamentos e nos mantém na companhia intelectual dos Homens.

Love, James K. *Helen Keller in Scotland: a personal record written by herself.* Londres: Methuen & Co., 1933, p. 68.

Assim se expressou Helen Keller, uma mulher extraordinária, nascida em 1880 numa pequena cidade dos Estados Unidos. Com apenas um ano e meio de idade, Helen ficou doente. Não se sabe ao certo que mal a acometeu, mas o mais provável é ter sido meningite. Ela ficou surda e cega.

Alexander Graham Bell ficou famoso por inventar o telefone. Mas poucos sabem que o telefone foi um subproduto do que ele realmente queria desenvolver. Professor de surdos e casado com uma moça surda, Bell pretendia construir um aparelho de surdez.

Um médico da Universidade de Johns Hopkins, na cidade norte-americana de Baltimore, aconselhou aos pais de Helen Keller que entrassem em contato com Bell – naquele tempo a pessoa com mais conhecimentos sobre a educação dos surdos –, que lhes recomendou que procurassem o dr. Michael Anagnos, diretor de uma instituição para cegos no estado de Massachusetts, para que este indicasse uma professora a Helen.

A professora recomendada por Anagnos chamava-se Anne Sullivan, cega desde os 5 anos de idade. Com ela, Helen adquiriu linguagem, escreveu histórias, livros e se tornou a primeira pessoa surda e cega a receber um diploma universitário. E a viajar pelo mundo.

Quis começar este livro com a história de Helen Keller em razão da importância de suas palavras anteriormente citadas. A audição é o sentido que nos coloca dentro do mundo. Como nos diz um homem cego chamado John Hull: "Os olhos o colocam na periferia do Universo – você está sempre de um lado, olhando para dentro; os ouvidos o colocam no centro, você ouve tudo que se passa à sua volta".

Para mim, a surdez intensa é a mais incapacitante das doenças humanas. A cegueira traz a perda das lindas imagens que os olhos nos oferecem, assim como dificuldades de locomoção. Já a surdez traz isolamento, impossibilidade de comunicação com os semelhantes. Ambas são doenças terríveis, mas felizmente há muita coisa que pode ser feita por essas pessoas.

Este livro, no entanto, não é somente sobre a surdez profunda. Ele diz respeito a todas as formas de surdez, das mais leves às mais intensas. E seu objetivo é ajudar as pessoas com alguma dificuldade auditiva, desde o empresário que tem dificuldade em ouvir seus companheiros em uma reunião, até a pessoa idosa que fica totalmente isolada nas reuniões de família.

O título deste livro se inspirou em uma campanha realizada pela Sociedade Brasileira de Otologia, denominada "Quem ouve bem aprende melhor", na qual milhões de crianças de escolas públicas brasileiras foram avaliadas do ponto de vista auditivo. Esta campanha, patrocinada pelos ministérios da Educação e da Saúde, e coordenada pelo professor Ricardo Ferreira Bento e por mim, foi motivo de grande satisfação e orgulho para nós dois e para seus numerosos participantes. Ela nos revelou muitas coisas importantes, inclusive o fato de que em nosso país é muito grande o número de crianças que são rotuladas como preguiçosas, desatentas ou até portadoras de deficiência mental, e na realidade apresentam um problema de audição.

Som

Capítulo 1

"Som é o que nós ouvimos", disse o homem pouco sofisticado que acabou de chegar da rua.

"Não", rebateu o físico. *"Som é uma forma de energia. É um movimento organizado das moléculas, é uma série de ondas de pressão no ar, na água, ou em qualquer outro meio elástico."*

"Sim", ponderou o psicólogo. *"Mas você precisa acrescentar que o som é uma sensação, algo que existe dentro de nós. A sensação é observada quando essas ondas atingem os ouvidos e o cérebro. Todos nós sabemos o que é o som, apesar de ele ser impalpável."*

Nesse momento, o homem que chegou da rua fez a seguinte pergunta: "E se uma bomba explodir no Pólo Sul, sem ninguém por perto para ouvi-la? Haverá som?"

"Naturalmente", disse o físico.

"Nunca", rebateu o psicólogo.

Dessa maneira, dizia o meu professor Hallowell Davis, seria iniciada uma discussão interminável entre o físico e o psicólogo, a respeito do *som*.

Os pontos de vista externados por ambos são corretos. O conceito de som, contudo, é um pouco diferente para cada um deles.

Mas não precisamos nos preocupar muito com as definições, pois os sons fazem parte de nossa vida diária. Na verdade, nosso mundo está repleto de sons.

Precisamos, apenas, de algumas definições.

O som, como nos disse o físico, é um movimento vibratório das moléculas. Tem certa semelhança com as ondas que produzimos ao atirar uma pedra nas águas de um lago.

Alguns sons são *graves*; outros, *agudos*. Se olharmos para o teclado de um piano, os sons graves correspondem às teclas à esquerda e os sons agudos, às que se encontram à direita. Essa característica dos sons advém da *freqüência* das vibrações sonoras: os sons graves têm freqüências mais baixas; os agudos, freqüências mais altas. A unidade que usamos para medir a freqüência é o *hertz*, que corresponde a uma vibração completa (um ciclo) por segundo.

O ouvido humano percebe sons com freqüências de 16 a 16000 hertz. Alguns animais ouvem sons com freqüências bem maiores. É o caso dos apitos *ultra-sônicos* para cachorros, que eles ouvem muito bem, e para nós são inaudíveis.

O *osciloscópio* é um instrumento que apresenta em sua tela uma reprodução da onda sonora. A figura 1 nos mostra duas ondas sonoras vistas nesse aparelho. A onda superior, de freqüência menor, é um som mais grave. A inferior, de freqüência maior, é um som agudo.

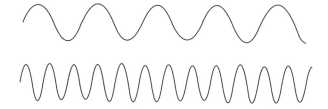

Figura 1 – Duas ondas sonoras como são vistas no osciloscópio

Na verdade, os sons geralmente contêm múltiplas freqüências. Alguns sons são *altos*, ou seja, possuem muita energia. Outros são *baixos*, com muito menos energia. Essas características estão relacionadas com a *intensidade* das ondas sonoras, que é medida em *decibels*.[1]

O quadro 1 nos dá uma idéia das intensidades, em decibels, de diversos tipos de sons.

dB	Sons
140	Turbina de avião a jato ao decolar
120	Máquina perfuratriz
100	Concerto de música eletrônica
90	Máquina de cortar grama
85	**Limite de risco para os ouvidos**
60	Conversação normal
20	Tique-taque dos antigos relógios de pulso de corda

Quadro 1 – Intensidade de alguns sons

O limite de risco para os ouvidos, assinalado nesse quadro, refere-se à exposição prolongada ao som, da ordem de oito horas por dia, como a que acontece nas indústrias com máquinas ruidosas. Os operários que trabalham nessas condições apresen-

---

[1] É comum lermos o plural de *decibel* como *decibéis*, mas esta palavra não é correta. De acordo com a International Organization for Standardization (ISO), o plural das unidades que homenageiam cientistas é obtido acrescentando-se apenas "s". O *decibel* é a décima parte do *bel*, que homenageia Alexander Graham Bell.

tam surdez progressiva, denominada Perda Auditiva Induzida por Ruído (Pair).

A audição humana é avaliada por meio de um instrumento denominado audiômetro, que utiliza freqüências de 250 a 8000 hertz (Hz) e intensidades de 0 a 100 decibels (dB). A calibração do audiômetro é feita de tal maneira que, em cada freqüência, o zero corresponde à audição humana normal para aquela freqüência.

O exame audiométrico é realizado com a colocação de fones nos ouvidos da pessoa que está sendo testada, apresentando sons progressivamente decrescentes, em cada freqüência, até que ela não os ouça mais. Dessa forma, em cada freqüência, estabelece-se um limiar, que é então anotado em um gráfico como o que vemos na figura 2.

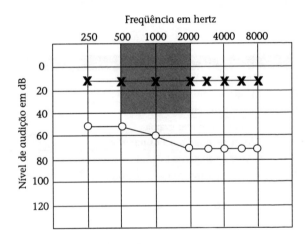

Figura 2 – Audiograma

Por convenção, os limiares do ouvido direito são representados por um círculo ("o") e os do ouvido esquerdo por um "x". Neste exemplo da figura 2, pode-se observar que os limiares do ouvido esquerdo se encontram normais, enquanto os do ouvido direito estão alterados.

Além dos fones, usamos também um vibrador, para determinar os limiares por via óssea. Os otologistas do século XIX já haviam percebido, com o uso de diapasões, que algumas pessoas ouviam melhor com o diapasão apoiado no osso localizado atrás da orelha (via óssea) do que quando colocado diretamente em frente ao ouvido (via aérea). Analisaremos esse fenômeno ao ver como funcionam os ouvidos.

Mas a nossa preocupação com a audição não se limita à percepção dos sons do audiômetro. Precisamos saber, também, como o ouvido reconhece os sons da voz humana, pois a comunicação depende de nossa capacidade de identificar as palavras. E os sons da voz humana são muito complexos.

Ademais, não possuímos um órgão específico para a comunicação: falamos com a laringe, que é parte do aparelho respiratório – a laringe humana é idêntica à de um cachorro de tamanho médio. Ou seja, usamos um órgão que foi adaptado para uma nova função e tinha limites rígidos quanto à capacidade de emitir sons.

Nossa linguagem compõe-se de fonemas. Esses sons, utilizados para formar as palavras, não são iguais em todas as línguas e também variam de pessoa para pessoa. Todos sabem que existem dois tipos de fonemas: as vogais e as consoantes. Mas poucos conhecem as características sonoras desses diferentes fonemas.

As vogais são ricas em energia e bastante flexíveis. Sua freqüência fundamental, ou seja, a mais grave de todas, é variável. Quando cantamos, por exemplo, igualamos as freqüências fundamentais das diferentes vogais às notas musicais. Ao gritarmos, aumentamos a energia das vogais e, ao sussurrarmos, reduzimos essa energia.

Já as consoantes possuem menos energia (geralmente se situam cerca de 30 dB abaixo do nível das vogais) e cada uma delas apresenta características físicas quase constantes. Quando falamos alto, as consoantes permanecem no mesmo nível; só as vogais são produzidas com maior quantidade de energia.

Para compreender a fala, precisamos identificar todas as vogais e a maioria das consoantes das palavras que ouvimos. Não precisamos, contudo, identificar cada fonema porque sempre existe, em cada frase, certa quantidade de redundância que facilita a compreensão. Mas as línguas com maior proporção de consoantes, como o inglês e o alemão, são de mais difícil compreensão do que as línguas latinas, ricas em vogais.

É importante observar que, embora a voz humana contenha sons bem mais agudos, as freqüências mais importantes para a compreensão da fala são as de 500, 1000 e 2000 Hz.

Faz parte da avaliação audiológica, portanto, a verificação do que chamamos de discriminação vocal. Nesta, uma lista de palavras gravadas – em fita cassete ou CD – é apresentada ao paciente, que deve tentar repetir cada uma delas. Existem alguns transtornos auditivos em que as pessoas ouvem os sons, mas não compreendem as palavras. Esse tipo de problema será analisado ao falarmos sobre a surdez neurossensorial.

Os níveis de audição e a leitura da fala

Muitas pessoas apresentam perdas auditivas que progridem lentamente, podendo se iniciar a partir dos 30 ou 40 anos, ou em idades mais avançadas. Há uma idéia bastante disseminada na população em geral de que os idosos ouvem menos. Mas a perda auditiva que costumamos observar nessas pessoas, denominada *presbiacusia*, não é muito grande. Todos nós conhecemos diversas pessoas de idade avançada que ouvem bem. Quando vemos idosos com dificuldade para ouvir, podemos ter certeza de que existem outros fatores associados, como diabetes, doenças do coração etc., ou ainda uma predisposição genética para a surdez.

Vejamos o que sucede com um indivíduo que começa a perder a audição de forma lenta e progressiva. Não nos preocuparemos, neste momento, com as possíveis causas dessa perda auditiva – mais tarde atentaremos às doenças do aparelho auditivo. Por ora, desejamos apenas estabelecer uma relação entre o grau de surdez e o desempenho social da pessoa que a apresenta (figura 3).

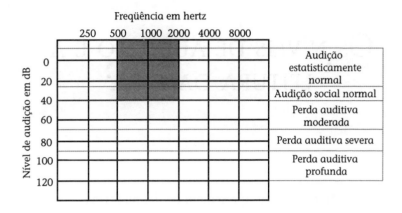

Figura 3 – Os níveis da audição em relação ao audiograma

Vamos imaginar que essa pessoa não procurou nenhuma ajuda ao longo da evolução do problema – infelizmente, isso acontece com muitas pessoas.

É importante observarmos que a incapacitação causada por uma perda contínua não se processa de forma igualmente contínua; ela ocorre em degraus. Até a perda auditiva alcançar o nível de 40 dB, praticamente não há sintomas, e é por isso que nossa área cinza termina ao nível de 40 dB. Isso significa que, quando a curva dos limiares auditivos cruza a área cinza, a pessoa tem audição socialmente normal, uma vez que nesse nível de audição há boa identificação das consoantes, que são fundamentais para a compreensão das palavras. Já vimos que, em média, a intensidade das consoantes é 30 dB menor que a das vogais.

Na faixa dos 40 aos 65 dB de perda auditiva, a pessoa já apresenta nítida dificuldade de comunicação social. Geralmente, passa a ficar mais em casa, fugindo dos contatos sociais. Começa a perceber que, em determinadas circunstâncias, desempenha um papel semelhante ao dos protagonistas de piadas de surdos, dando respostas totalmente incoerentes às perguntas que lhe fazem. Sente-se confortável, contudo, com seus familiares, que vão se acostumando a falar mais alto com ela.

Nada muda até a perda auditiva atingir a faixa dos 65 dB. Nesse ponto, surge um problema diferente: mesmo que seus familiares falem mais alto, ela já não consegue compreendê-los. Isso acontece porque existe um limite para a intensidade da voz humana, particularmente no que se refere às consoantes. A partir desse ponto, a comunicação se torna bem difícil.

Quando isso acontece, a pessoa com dificuldade auditiva começa a ficar isolada, pois a comunicação com ela se limita ao mínimo indispensável. As coisas triviais da vida, importantes e reconfortantes para as pessoas, já não são ditas. Ninguém faz considerações filosóficas em voz alta. E também ninguém conta piadas e fofocas aos gritos. É desgastante conversar gritando e as pessoas acabam preferindo não conversar com aqueles que não ouvem bem. A partir dos 90 dB, a audição é socialmente inútil.

À medida que a perda de audição aumenta, essas pessoas começam a usar os olhos para *complementar* a informação auditiva. Fazem o que se denomina *leitura da fala*. Antigamente era chamada de *leitura labial*, mas o que fazemos não é, realmente, ler os lábios. Além de olhar os lábios, observamos todas as expressões faciais da pessoa com quem estamos conversando. Mesmo pessoas normais utilizam os olhos em situações consideradas difíceis, tais como festas, coquetéis, reuniões de família, ambientes muito ruidosos.

Uma experiência muito interessante foi realizada no Japão, usando fragmentos de filmes americanos dublados em japonês. Confeccionou-se uma lista de palavras, como as que utilizamos nos testes de discriminação auditiva, que foi apresentada a um grupo de pessoas com audição normal, em quatro formas diferentes:

1. Em primeiro lugar, foi apresentada a lista de palavras, sem o vídeo. Todos se saíram muito bem nesse teste, reconhecendo a grande maioria das palavras.

2. Em seguida, foram apresentados conjuntamente o som e as imagens. Também não houve nenhum problema.

3. No terceiro momento, foram apresentados os sons das palavras, mesclados com algo que chamamos de *babble noise*, um ruído que imita muitas pessoas falando ao mesmo tempo. É lógico que a mistura dos sons das palavras com o ruído torna o teste mais difícil, mas mesmo assim o grupo se saiu muito bem.

4. Por fim, foram apresentados em conjunto as palavras, o ruído e o vídeo. Nessa fase, as pessoas tiveram grande dificuldade em repetir as palavras. Procuraram, instintivamente, utilizar os olhos para completar a informação auditiva. Mas os filmes eram dublados, não existia nenhuma relação entre os movimentos labiais visíveis no filme originalmente falado em inglês e as palavras em japonês. A circunstância de os movimentos labiais estarem errados atrapalhou a discriminação das pessoas.

Esse fenômeno, denominado *efeito McGurk*, foi descrito pelo psicólogo inglês Harry McGurk em 1976 de forma muito curiosa: *ouvir os lábios e olhar o som das vozes.*

A leitura da fala não é perfeita, pois existem consoantes *homorgânicas*, aquelas que utilizam os mesmos pontos de articulação. Em cada par de consoantes homorgânicas há uma *surda*, na qual as pregas vocais não vibram; e uma *sonora*, na qual as pregas vocais vibram.

Surdas	Sonoras
cê	zê
chê	gê
quê	guê
fê	vê
pê	bê
tê	dê

Quadro 2 – Pares de consoantes homorgânicas

O quadro 2 nos mostra as consoantes homorgânicas da língua portuguesa. Coloque-se diante de um espelho e emita esses sons. Você verá que os movimentos faciais são exatamente os mesmos para cada um desses pares de consoantes. Se puser um dedo sobre a laringe, perceberá a presença de uma vibração ao emitir as consoantes sonoras, o que não ocorrerá com as surdas.

Por isso, ao utilizarmos os olhos para *completar* a informação auditiva, usamos também a inteligência, como um "computador central", para tentar descobrir qual palavra eventualmente se encaixa na frase, provendo um significado adequado.

Esse processo de ouvir ao mesmo tempo com os ouvidos, com os olhos e com a inteligência é cansativo. Depois de certo tempo, a capacidade de compreensão diminui muito. Algumas pessoas percebem essa circunstância e instintivamente reservam sua capacidade de comunicação para os momentos em que a conversação tem mais interesse. Elas mesmas brincam que sua audição é *seletiva*, que só ouvem quando lhes interessa. Outras, porém, ficam nervosas ao perceber que estão tendo dificuldade para compreender a conversa, prejudicando ainda mais o "computador central". A essas pessoas precisamos recomendar que, nessas situações, permaneçam calmas e tentem interromper a conversa. É o momento de, por exemplo, pedir um café. Em poucos minutos, o "computador central" estará novamente funcionando.

Como todos os fenômenos biológicos, a aptidão para a leitura da fala varia enormemente de indivíduo a indivíduo. Alguns a aperfeiçoam sozinhos, enquanto outros têm grandes dificuldades, mesmo fazendo sessões especiais com fonoaudiólogos para melhorá-la.

Voltemos, contudo, a observar a escala de perdas auditivas. Na faixa do 0 aos 40 dB, as pessoas pouco se utilizam dos olhos na comunicação social. No intervalo entre 40 e 65 dB, dizemos que a pessoa é *primariamente auditiva*, ou seja, usa os ouvidos e complementa a informação auditiva com a observação visual.

Já os que se encontram na faixa dos 65 aos 90 dB são *primariamente visuais*, pois têm os olhos como instrumentos principais da comunicação, utilizando os ouvidos para completar a compreensão. Aqueles com perdas de mais de 90 dB dependem exclusivamente dos olhos, sem obter qualquer ajuda dos ouvidos.

É importante notar que a progressão da perda auditiva tem como conseqüência o isolamento. E a acomodação a esse isolamento é tanto mais perfeita quanto mais lenta for a progressão da perda auditiva. As pessoas vão, aos poucos, acostumando-se a ficar isoladas. Muitas vezes observamos, em reuniões de família, uma pessoa quietinha, sentada em algum canto, totalmente alheia à conversação exuberante dos outros presentes, recolhida aos próprios pensamentos. Ao vê-la assim, alguns familiares resolvem levá-la a um médico a fim de que lhe prescreva, talvez, um aparelho para surdez.

Esse é um fenômeno curioso. Tenho pacientes de mais de 80 anos que vêm ao consultório em busca de ajuda e se adaptam facilmente a aparelhos de surdez. Mas os que *são trazidos por familiares* freqüentemente não se adaptam. Parece que alguns já se acostumaram ao isolamento e não se dispõem a fazer nenhum esforço para lidar com uma situação nova.

Em compensação, quando a perda auditiva é passível de correção cirúrgica, é impressionante a mudança de personalidade do paciente operado! Nunca me esqueci de uma senhora de uns 70 anos – uma das primeiras pacientes que operei de otosclerose –, trazida certo dia ao consultório pelo filho, um médico amigo meu. Ela viera de uma cidadezinha no interior de Minas Gerais para essa consulta. Estabeleci então o diagnóstico e recomendei a operação, que foi realizada uma semana depois. Dali a uns vinte dias ele me telefonou. "Pedro, o que é que você fez com a minha mãe? Ela não saía de casa havia dez anos, e agora joga baralho todas as noites com as amigas e só volta para casa às duas horas da manhã..."

A AUDIÇÃO BINAURAL

Audição binaural significa ouvir com os dois ouvidos. Possuímos muitos órgãos duplos, entre eles dois olhos e dois ouvidos. De modo geral, todos sabem que usando somente um olho não temos uma noção de profundidade tão perfeita quanto a que temos usando os dois. Mas as pessoas que sofrem de um grave problema em apenas um olho possuem excelente qualidade de vida.

E as pessoas que têm apenas um ouvido funcionante? Ou aquelas com grandes diferenças de audição entre os dois ouvidos? Curiosamente, a idade na qual ocorre a perda de audição em um dos ouvidos é muito importante no que diz respeito ao grau de incapacitação causada por ter um ouvido surdo.

Quando os limiares dos dois ouvidos apresentam uma diferença de 30 dB ou mais, o sistema nervoso central utiliza quase exclusivamente o ouvido melhor. Na verdade, precisamos dos dois ouvidos para localizar os sons no plano horizontal, ou seja, saber quais sons vêm da esquerda, da frente ou da direita. Isso é importante? Depende da quantidade de ruído ambiental.

Imaginemos uma pessoa que tem o ouvido direito normal e uma perda significativa no ouvido esquerdo. Os sons mais próximos do ouvido direito são ouvidos normalmente. Os do lado esquerdo precisam dar a volta em torno da cabeça para ser ouvidos. Em outras palavras, eles perdem intensidade em virtude da sombra acústica da cabeça. Se essa pessoa está em um local silencioso, conversando com uma ou duas pessoas, ela ouvirá perfeitamente. Mas se estiver em um ambiente ruidoso, ou com muitas pessoas falando ao mesmo tempo, encontrará muita dificuldade.

Por isso as pessoas com surdez unilateral têm dificuldade em conversar nas reuniões sociais com muitas pessoas presentes. Para elas, a situação mais complexa que existe é o coquetel, em que geralmente há muitas pessoas conversando, música tocando, garçons produzindo ruídos de pratos e copos etc. Todos esses sons se misturam no melhor ouvido, dificultando bastante a ação de separá-los e identificá-los. Muitos pacientes se queixam de dificuldade, também, nos restaurantes cheios. Nossos arquitetos, afinal, não costumam preocupar-se com a acústica arquitetônica, usando elementos de decoração que são muito bonitos mas não absorvem sons – pelo contrário, os refletem, tornando a localização sonora ainda mais difícil.

O que uma pessoa com os dois ouvidos iguais faz nessas situações acusticamente difíceis? Conscientemente, nada. Instintivamente, porém, ela faz pequenos movimentos com a cabeça para escolher uma posição satisfatória em relação ao som que está tentando ouvir, geralmente direcionada à pessoa com a qual está conversando. O som é um movimento vibratório, que tem como uma de suas características a fase, o instante em que a onda sonora se inicia em comparação com outras ondas sonoras. Ao ajustarmos a cabeça para que essa voz atinja os dois ouvidos na mesma fase, automaticamente rejeitamos, até certo ponto, os sons que chegam fora de fase.

Se você alguma vez se utilizar de um gravador para reproduzir uma aula, perceberá que a gravação possui uma grande quantidade de ruído, que passou despercebida durante a aula. O que o aparelho fez foi registrar fielmente todos os ruídos da sala, enquanto os ouvidos foram capazes de rejeitar grande parte desse ruído.

É importante conscientizar-se, portanto, de que a localização auditiva não se destina somente a ouvir música estereofônica; ela é fundamental para ouvir em ambientes ruidosos.

Referi-me, no início deste tópico, ao problema da idade em que ocorre a perda auditiva. A verdade é que muitas pessoas que perderam um dos ouvidos na infância têm excelente desempenho social auditivo mesmo em ambientes ruidosos. Essa situação parece derivar de adaptações especiais, possíveis em virtude da grande plasticidade do sistema nervoso central nos indivíduos jovens. A partir dos 18 anos de idade, a velocidade da transmissão dos sinais nas fibras nervosas começa a decrescer lentamente e a plasticidade vai gradativamente diminuindo.

Nas pessoas idosas, mesmo nas que possuem boa audição, a localização dos sons é reduzida e elas se tornam muito sensíveis à presença de ruídos ambientais.

Voltaremos a falar sobre a audição binaural e a localização auditiva ao analisarmos os aparelhos de surdez.

Capítulo 3

COMO FUNCIONAM OS OUVIDOS

Os ouvidos são nossos órgãos mais complexos. Em segundo lugar, vêm os olhos.

Na evolução biológica, o desenvolvimento dos ouvidos aconteceu há relativamente pouco tempo. Como na vida aquática os ouvidos não são tão importantes quanto na vida terrestre, somente os peixes de origem mais recente possuem uma audição que poderíamos considerar satisfatória.

Quando a vida se tornou terrestre, a utilização dos olhos ficou limitada. Enquanto na água podemos olhar grandes distâncias, no mundo terrestre há diversos obstáculos naturais aos raios visuais: árvores, pedras, montanhas.

Curiosamente, o primeiro órgão de sentidos que se desenvolveu como adaptação à vida terrestre foi o olfato – cerca de 80% do cérebro de uma tartaruga é relacionado com o olfato. E foi a partir dos répteis que o ouvido começou a se desenvolver, continuando essa evolução nas aves e nos mamíferos.

Ao longo da evolução biológica, o sentido da audição apresentou três grandes especializações: o sentido elétrico dos peixes, a ecolocação e a linguagem.

O sentido elétrico dos peixes consiste em uma adaptação das células sensoriais auditivas para detectar diferenças de potencial elétrico na água. Os tubarões têm essa capacidade em altíssimo grau, mas outros peixes também a possuem.

A ecolocação é utilizada pelos morcegos em seus vôos noturnos para encontrar alimentos. Eles emitem sons de alta freqüência e analisam, por intermédio dos ouvidos, os ecos de seus gritos. É também aplicada pelos golfinhos, cuja capacidade de localizar objetos esse por meio é muito superior à dos mais desenvolvidos sistemas de sonar. Esse princípio do *sound navigation ranging* [determinação de distância de navegação por som] é o mesmo do radar (*radio detection and ranging* [detecção e determinação de distância por rádio]): analisar comparativamente as ondas enviadas e seus reflexos, calculando a distância do objeto que causou a reflexão. O radar usa ondas de rádio; o sonar utiliza sons, que se propagam melhor na água do que as ondas de rádio.

A linguagem é um fenômeno característico da espécie humana. Sei que algumas pessoas vão me dizer que seus cachorrinhos de estimação também possuem linguagem, mas há algumas diferenças...

Todas essas especializações exigiram adaptações especiais. No caso da linguagem, houve necessidade de aperfeiçoar enormemente o que chamamos de *discriminação auditiva* – a capacidade de diferençar sons muito semelhantes. É evidente que o aperfeiçoamento não se limita aos ouvidos; ele vem acompanhado de adaptações e desenvolvimentos na área auditiva central, já que precisamos de um cérebro capaz de atribuir significado aos sons que ouvimos.

Analisaremos, em linhas gerais, o funcionamento dos ouvidos, com o objetivo de compreender quais problemas podem surgir e como podemos corrigi-los ou minimizá-los.

Os ouvidos são divididos, para facilidade de estudo, em três partes: ouvido externo, ouvido médio e ouvido interno.[2]

A figura 4 nos mostra um esquema do aparelho auditivo.

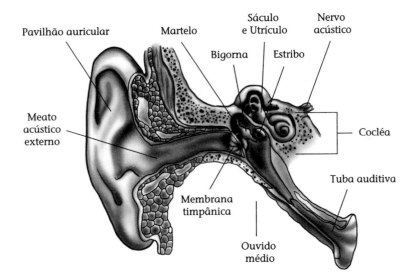

Figura 4 – Visão geral do aparelho auditivo

OUVIDO EXTERNO

O ouvido externo compreende o pavilhão auricular, o meato acústico externo e a membrana do tímpano.

O pavilhão auricular, que geralmente chamamos de orelha, serve para captar e localizar os sons. Alguns mamíferos têm orelhas muito maiores do que a orelha humana, capazes também de fazer vários tipos de movimentos, enquanto as nossas se movem muito pouco – somente umas raras pessoas as conseguem mover um pouco mais. De qualquer forma, as orelhas ajudam na localização dos sons.

---

[2] É mais correto dizer "orelha externa, orelha média e orelha interna", pois a palavra "ouvido" se refere à função e não à anatomia. Preferi, contudo, utilizar neste livro a denominação mais usual.

Joseph Toynbee, um grande otologista inglês que viveu de 1815 a 1866, certa vez foi consultado por um paciente que perdera uma das orelhas durante uma briga com facas. Ele se queixou de que não ouvia bem. Toynbee verificou que a membrana do tímpano estava intacta e que todos os testes com diapasões – bastante usados naquele tempo – estavam normais, concluindo que na espécie humana o pavilhão não tinha nenhuma função. Ele não conhecia os problemas da localização auditiva e aparentemente não deu importância ao fato de o paciente referir não ouvir bem.

Como Toynbee foi um médico famoso, essa conclusão totalmente errônea continuou sendo repetida durante muitos anos, até que a capacidade de a orelha localizar sons ficasse amplamente comprovada.

>> <<

O meato acústico externo, também conhecido como *conduto auditivo externo*, é um tubo que se inicia no pavilhão e termina na membrana do tímpano. É o único orifício do corpo humano revestido de pele; em todos os outros, há uma transição para mucosa. Essa pele, contudo, é diferente: muito fina, assenta-se diretamente sobre a cartilagem (na parte externa) e sobre o osso (na parte interna). As glândulas sudoríparas e sebáceas, presentes na pele que reveste todas as outras áreas do corpo, não existem no meato acústico. Em compensação, há outra glândula que só existe nessa pele, a *glândula ceruminosa*, responsável por secretar uma substância que protege e impermeabiliza o meato.

A membrana do tímpano é uma estrutura com a forma de um pequeno alto-falante, constituída por três camadas: uma de pele, muito fina e voltada para o meato; uma média, com fibras circulares e fibras radiadas; e uma interna, voltada para o ouvido médio.

Quando as vibrações sonoras atingem os pavilhões, são conduzidas através dos meatos até as membranas timpânicas, que passam a vibrar.

Ouvido médio

O ouvido médio é constituído pela cavidade timpânica, na qual se encontram os três pequenos ossos (ossículos) que constituem a cadeia ossicular. São eles: o martelo, a bigorna e o estribo. A figura 5 nos mostra o ouvido médio em detalhe.

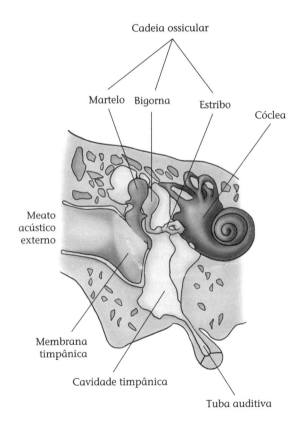

Figura 5 – O ouvido médio

A cavidade timpânica se une à rinofaringe (a parte da faringe que se encontra atrás das fossas nasais) pela tuba auditiva, chamada antigamente de trompa de Eustáquio. Sua função é manter a pressão da cavidade timpânica igual à pressão atmosférica. Normalmente, a tuba se encontra fechada, abrindo-se apenas quando engolimos, ou então quando sopramos com a boca e as narinas fechadas – procedimento conhecido como manobra de Valsalva. Em viagens de avião, percebemos nitidamente o funcionamento da tuba auditiva. Quando o avião sobe, a pressão atmosférica na cabine pressurizada se reduz, mas o excesso de ar na cavidade timpânica sai automaticamente pela tuba e quase não notamos isso. Mas, assim que o avião começa a descer, a pressão atmosférica sobe gradualmente e precisamos forçar ar para dentro das cavidades timpânicas a fim de reequilibrar a pressão.

Quando estamos resfriados, a tuba tem mais dificuldades para abrir e podemos sentir dor nos ouvidos – chegando em alguns casos até a uma otite barogênica, afecção do ouvido médio causada pela diferença de pressão. O mesmo sucede ao praticarmos mergulho. A cada dez metros de profundidade, a pressão aumenta uma atmosfera (atm) e precisamos fazer mais ar entrar nas cavidades timpânicas.

A cadeia ossicular se movimenta sempre que a membrana timpânica recebe ondas sonoras. O martelo está acoplado à membrana, por isso vibra conjuntamente com ela. Sua parte mais alta está em contato direto com a porção mais alta da bigorna, que vibra em conjunto. E a bigorna, por sua vez, está articulada com o estribo, o qual se situa em uma das interfaces existentes entre o ouvido médio e o ouvido interno – a janela oval. A vibração do estribo faz vibrar os líquidos do ouvido interno.

O ouvido médio amplifica, mecanicamente, a energia das ondas sonoras. A maior amplificação ocorre pela relação entre a superfície da parte móvel da membrana timpânica, que é de aproximadamente 55 mm², e a da janela oval, de 3,2 mm². Isso corresponde a uma amplificação de pouco mais de 17 vezes (55 ÷ 3,2 = 17,18). Um segundo fator é o efeito de alavanca dos ossículos, causado pelo fato de o martelo ser 1,3 vezes maior que a bigorna. Multiplicando 17 por 1,3, temos um fator de amplificação da ordem de 22. Esses valores são apenas aproximados, pois não correspondem a todas as freqüências sonoras. Além disso, os músculos da cadeia ossicular possuem a capacidade de aumentar sua rigidez, a fim de proteger os ouvidos dos ruídos muito intensos.

OUVIDO INTERNO

O ouvido interno compreende dois grupos de receptores: os auditivos e os do equilíbrio. O conjunto pode ser observado na figura 6.

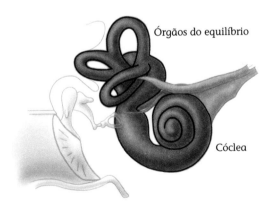

Figura 6 – O ouvido interno

Não nos ocuparemos, neste livro, com os receptores do equilíbrio, responsáveis pelas vertigens, instabilidades e outras formas de desequilíbrio. Mas há algumas doenças que afetam o ouvido interno como um todo, causando tanto surdez quanto vertigens.

Os receptores auditivos se encontram no interior de um tubo espiralado, como um caracol, que denominamos cóclea. Na espécie humana, a cóclea possui 2 ¾ espiras.

A figura 7 apresenta, esquematicamente, a estrutura da cóclea – que pode ser vista em mais detalhes na figura 8, na qual aparece apenas uma das espiras.

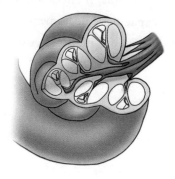

Figura 7 – Desenho esquemático da cóclea

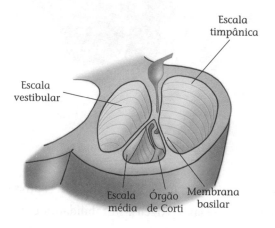

Figura 8 – Esquema de uma espira da cóclea

Vemos que a cóclea é dividida em três espaços, chamados de escala vestibular, escala timpânica e escala média ou ducto coclear.

A escala vestibular e a escala timpânica se unem, no ápice da cóclea, por um orifício denominado helicotrema. Ambas são preenchidas por um líquido, a perilinfa, de composição semelhante ao do que temos ao redor do cérebro e da medula espinal (líquido cefalorraquidiano).

A escala média é preenchida por outro líquido, a endolinfa, cuja composição difere da de todos os outros líquidos do organismo, com exceção daqueles que se encontram dentro das células. Em outras palavras, a endolinfa é um líquido extracelular de composição química semelhante à dos líquidos intracelulares.

Na verdade, ao contrário do sangue, da linfa e do líquido cefalorraquidiano, que contêm muito sódio e pouco potássio, a endolinfa é rica em potássio e pobre em sódio. Sua composição química foi descoberta por uma grande cientista, a dra. Catherine Smith.

A endolinfa do ducto coclear possui uma carga elétrica de 80 milivolts (mV), algo também único no corpo. Uma estrutura do ouvido interno, a estria vascular, remove o sódio do interior da endolinfa, concentrando seu potássio, além de também ser responsável por esse potencial endococlear.

No interior da escala média encontramos ainda o órgão sensorial auditivo, chamado de órgão de Corti em homenagem ao anatomista italiano Alfonso Corti, que o descobriu em 1850.

O órgão de Corti se encontra disposto sobre a membrana basilar, que separa a escala média da escala timpânica. A figura 9 (página 42) nos mostra esse órgão complexo no qual vemos uma fileira de células receptoras, as células ciliadas internas, separada de três fileiras de células ciliadas externas por um túnel preenchido por perilinfa. Os cílios das células ciliadas externas ficam imersos em uma membrana denominada membrana tectória. Em sua posição de repouso, os cílios das células ciliadas internas não tocam a membrana.

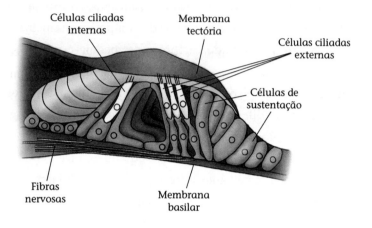

Figura 9 – Desenho esquemático do órgão de Corti

Entretanto, quando estimuladas por ondas sonoras, as células ciliadas externas se contraem, levando durante essas contrações rítmicas a membrana tectória ao encontro dos cílios das células internas. A deflexão dos cílios destas células as faz emitir sinais que serão levados, pelos nervos cocleares, aos centros auditivos localizados no lobo temporal.

Cada ouvido, na espécie humana, possui aproximadamente dezenove mil células ciliadas. É interessante notar que cada olho tem cerca de seis milhões de células receptoras.

Nem todas as células receptoras, contudo, são estimuladas ao mesmo tempo. As características da membrana basilar fazem que apenas algumas de suas áreas entrem em vibração, segundo a freqüência dos sons que atingem a cóclea. Os sons mais graves estimulam o ápice da cóclea; os mais agudos, a base. A freqüência de determinado som estimula, portanto, apenas uma pequena área da membrana basilar. E a discriminação precisa da freqüência é complementada pelas células ciliadas externas – as células ciliadas internas são responsáveis por enviar o sinal auditivo ao nervo acústico.

Como nossas células ciliadas não se reproduzem, quando as perdemos, não há nenhuma forma de regenerá-las. Isso não acontece com os répteis e com as aves, que são capazes de gerar células novas. Por algum motivo, ao longo da evolução, os mamíferos perderam essa capacidade de regeneração. Existem, no momento, diversas pesquisas tentando isolar as proteínas capazes de regenerar as células receptoras da audição humana.

A AUDIÇÃO CENTRAL

No interior do cérebro, o aparelho auditivo se estende em leque, de tal forma que cada uma das 30 mil fibras do nervo acústico corresponde a cerca de 240 neurônios da área cortical auditiva, localizada no lobo temporal. A maneira pela qual os neurônios auditivos transformam a energia elétrica em sensação sonora é totalmente desconhecida.

Algumas das fibras do nervo acústico, contudo, não levam ao cérebro informações auditivas. Cerca de um terço delas leva informação sobre a atenção, incluindo as situações de alarme. O exemplo clássico da atenção auditiva é o do marido que está concentrado, lendo o jornal, e não ouve os chamados da esposa... Mas há exemplos mais significativos, como o da jovem mãe que está dormindo e não acorda com uma tremenda trovoada, mas desperta com o mínimo choro de seu bebê. Um famoso neurofisiologista, Robert Galambos, implantou elétrodos no córtex auditivo de um gato, registrando em seu osciloscópio nitidamente as respostas elétricas auditivas do animal. Até que ele abriu uma lata de sardinhas e a colocou perto do focinho do bichano. As respostas auditivas desapareceram.

É lógico que os mecanismos centrais da audição são demasiado importantes, bem como complexos. Há várias "estações" intermediárias entre a cóclea e o córtex cerebral, cada qual com funções específicas. O colículo inferior, por exemplo, é a área em que localizamos os sons. O do morcego é, proporcionalmente, cinco vezes maior que o dos seres humanos, em virtude do seu sistema de ecolocação, que exige localizações muito precisas.

Todas essas áreas, em conjunto, realizam o que chamamos de processamento central. Hoje sabemos que algumas crianças com audição normal apresentam distúrbios de aprendizagem, não vão bem na escola. Têm o que denominamos distúrbio de processamento central, com alterações neurológicas mínimas, que não aparecem nas imagens de que dispomos, tais como a tomografia computadorizada e a ressonância magnética. No entanto, esses distúrbios podem ser detectados por meio de exames audiológicos.

Existem, também, configurações relacionadas com os hemisférios cerebrais. Nas pessoas destras, o lobo temporal esquerdo se ocupa da linguagem e o direito da percepção musical. Nos canhotos, essa distribuição espacial costuma ser menos rígida.

Novamente, a maneira como transformamos as correntes elétricas que chegam ao córtex auditivo em imagens sonoras que podem ser analisadas, comparadas e memorizadas é totalmente desconhecida.

A AUDIÇÃO POR VIA ÓSSEA

Já vimos que podemos medir os limiares auditivos colocando um vibrador próximo ao osso que temos atrás das orelhas. O vibrador então faz o crânio inteiro vibrar e essa vibração atinge o ouvido interno sem passar pela cadeia de ossículos. Por isso, quando o paciente ouve melhor por via óssea do que por via aérea, há algum problema localizado ou no ouvido externo ou no ouvido médio, uma vez que o ouvido interno está funcionando bem. Esses problemas são chamados usualmente de surdez de transmissão ou surdez de condução. Já os problemas originados na cóclea ou no nervo acústico recebem o nome de surdez neurossensorial.

O fato é que a medida da via óssea nos dá uma idéia do funcionamento do ouvido interno.

Na comparação entre os ouvidos e os olhos, observa-se que não existe, na visão, um fenômeno comparável à audição por via óssea. A catarata, por exemplo, é uma doença ocular muito semelhante à surdez de transmissão – há nos olhos uma lente (o cristalino) que se torna opaca, impedindo os raios de luz de atingirem a retina, que é o local onde se encontram as células receptoras. O oftalmologista não dispõe de nenhum método de verificar, no paciente com catarata, se a retina está funcionando bem.

A existência desses dois tipos de surdez, a surdez de transmissão e a surdez neurossensorial, já havia sido percebida pelos otologistas do século XIX, pois era possível diagnosticá-las por meio de diapasões semelhantes aos que os músicos utilizam para afinar seus instrumentos.

Esses dois tipos de surdez possuem características especiais, por isso precisamos analisá-las separadamente. Devemos lembrar, também, que há a possibilidade de uma pessoa apresentar os dois tipos de surdez. Nesse caso, ela é denominada surdez mista.

COMO INVESTIGAR
A AUDIÇÃO

Capítulo 4

Já mencionamos anteriormente os dois testes básicos aplicados na imensa maioria das pessoas que referem algum problema de audição: a *audiometria* e os testes de *discriminação vocal*. Mas existem outras formas de avaliar a audição, seja para contornar problemas com esses testes básicos, seja para investigar mais detalhadamente o problema auditivo a fim de procurar a melhor forma de lidar com ele.

OS TESTES AUDITIVOS EM CRIANÇAS

A partir dos 3 anos de idade, quase todas as crianças podem ser avaliadas por uma audiometria – elas já são perfeitamente capazes de seguir as instruções simples do teste e de dar respostas muito precisas. O único cuidado do audiólogo é fazer o teste o mais rapidamente possível, pois as crianças se cansam facilmente.

Antes dos 3 anos, contudo, a audiometria é quase sempre difícil. Dos 18 meses até os 3 anos de idade (e ocasionalmente em crianças ainda menores), com freqüência se utiliza o que denominamos audiometria condicionada, na qual a criança é ensinada a realizar alguma atividade ao ouvir um som. Geralmente, usam-se brinquedos simples, de forma que se possam conseguir respostas adequadas.

Mas algumas crianças são difíceis de condicionar. Para elas, e para os bebês e lactentes, é necessária a aplicação de testes especiais, a que nos referiremos mais adiante.

AS DIMENSÕES AUDIOLÓGICAS

Os testes audiológicos clássicos permitem investigar quatro dimensões audiológicas:

1. Limiares
2. Discriminação
3. Recrutamento
4. Adaptação

1. Os limiares auditivos

Damos o nome de *limiar* à menor quantidade de energia sonora que podemos perceber. O termo aparece nos dicionários como sinônimo de *soleira da porta* – ao atravessar o limiar ou soleira, passamos de um cômodo da casa para outro. Os audiólogos utilizaram esse conceito para assinalar a transposição de uma situação de silêncio para uma de presença de som.

A audiometria consiste, justamente, em determinar os limiares auditivos em diversas freqüências, tanto graves como agudas.

É curioso observar que a avaliação da visão não leva em conta os limiares da percepção visual para as diferentes cores. A transposição do conceito da audiometria para a visão envolveria a colocação do paciente em um cômodo de paredes negras, no qual se introduziriam intensidades crescentes ou decrescentes de feixes de luz monocromática a fim de determinar a quantidade mínima de energia que podemos perceber. Esse tipo de teste já foi realizado experimentalmente em alguns estudos, mas não é aplicado clinicamente. Utilizam-se, sim, os testes de reconhecimento de letras ou símbolos, que correspondem a testes de discriminação.

Ao avaliar a audição, contudo, as respostas nas diferentes freqüências são muito importantes. Temos, ainda, a possibilidade de avaliar a audição tanto por via aérea (com fones ou alto-falantes) como por via óssea (com vibradores). Além disso, podemos usar uma lista de palavras para determinar o menor nível de intensidade em que conseguimos identificá-las corretamente. Esse é o limiar logoaudiométrico, ou SRT (*speech reception threshold*).

A figura 10 apresenta diversos tipos de curvas audiométricas como exemplos da importância diagnóstica dos limiares auditivos.

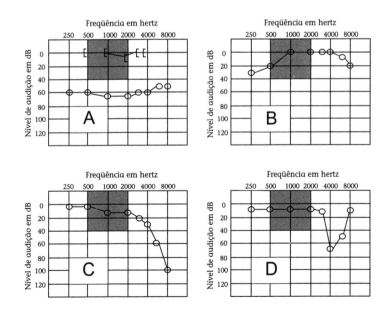

Figura 10 – Exemplos de audiogramas com diferentes tipos de perda auditiva. A) perda auditiva de transmissão; B) perda metabólica; C) perda vascular; D) trauma acústico

2. A discriminação auditiva

Os primeiros audiólogos deram o nome de *discriminação* à capacidade dos ouvidos de distinguir diferentes sons. A discriminação de freqüência é a determinação da menor variação de freqüência que nos faz ouvir dois sons como diferentes. Já a discriminação de intensidade é a menor diferença de intensidade que nos faz perceber que um som é mais alto que o outro.

Na prática clínica, usamos a palavra "discriminação" para designar a compreensão das palavras. Quase sempre lançamos mão de listas gravadas de monossílabos, solicitando à pessoa avaliada que tente repetir cada um deles e registrando a porcentagem de palavras repetidas corretamente. Alguns audiólogos preferem fazer uma curva, assinalando a porcentagem de palavras corretamente repetidas em diferentes níveis de intensidade.

3. O recrutamento

Uma série de experiências realizadas na década de 1930 por um importante otologista, o dr. Edmund Pierce Fowler, mostrou que, à medida que aumentamos progressivamente um som, a sensação da intensidade por ele induzida é diferente nas pessoas com surdez neurossensorial. Ainda segundo o estudo, nas pessoas normais e com perda de transmissão, a sensação de intensidade cresce paralelamente ao aumento da intensidade física, enquanto nas pessoas com surdez neurossensorial a sensação de intensidade aumenta mais rapidamente que a intensidade física. Ele discutiu o fenômeno com um amigo, o eminente neurofisiologista Rafael Lorente de Nó, que lhe sugeriu o nome de recrutamento, por achar que o nervo acústico "recrutava" maior número de fibras para transmitir a informação auditiva nessas circunstâncias.

Fowler acreditava que o recrutamento ajudava as pessoas com perda neurossensorial – o que é verdade para as pequenas perdas.

Pessoas com grau leve de perda neurossensorial ouvem melhor do que as com perda semelhante do tipo de transmissão, justamente porque o recrutamento aumenta a energia de alguns sons e facilita a compreensão.

Mais tarde, porém, verificou-se que, nas perdas mais intensas, o recrutamento vem acompanhado de forte distorção e agravamento da discriminação auditiva. Em casos de perda neurossensorial unilateral, pode até acontecer de a pessoa ouvir sons mais altos no ouvido doente do que no ouvido normal – no que se chama super-recrutamento –, causando uma sensação extremamente desagradável.

4. A adaptação

O nome *adaptação* é dado a um fenômeno neurológico muito comum, responsável por fazer as respostas decrescerem com o tempo de estimulação. O exemplo clássico é o do invertebrado aquático anêmona do mar. Ao colocarmos sobre ela uma gota de água, seus tentáculos se fecham rapidamente sobre o corpo, enquanto uma segunda gota produz uma resposta bem mais lenta. E, se continuarmos pingando gotas sobre ela, as respostas desaparecem.

Nos ouvidos, a adaptação é mínima, e só pode ser demonstrada em situações experimentais muito especiais. Mas há doenças do sistema auditivo em que a adaptação se torna nítida. Ao mantermos um som durante um minuto, por exemplo, é possível que a pessoa só o ouça por alguns segundos. É necessário então aumentar sua intensidade a fim de que continue sendo ouvido.

A adaptação anormal é observada em doenças da área auditiva central.

Imitanciometria

No início do desenvolvimento da audiologia, os testes audiológicos envolviam apenas a apresentação de sons e suas respostas.

Gradativamente foram sendo introduzidas novas técnicas, capazes de explorar determinados fenômenos que acontecem nos ouvidos.

Imitanciometria é a medida das circunstâncias físicas em que o som atinge o ouvido médio. No início, tinha o nome de impedanciometria, que significa o grau de oposição de um sistema à entrada de um som (ou, na verdade, de qualquer forma de energia). A impedância é o inverso da admitância, que constitui o grau de facilitação do sistema. A palavra "imitância", obtida pela junção das duas palavras – im(pedância) + (ad)mitância –, foi proposta para englobar ambos os sentidos, a oposição e a facilitação, uma vez que são matematicamente interdependentes.

Por meio da imitanciometria, podemos verificar se a membrana timpânica possui movimentos normais e se a pressão do ar dos dois lados da membrana é idêntica, o que mostra que a tuba está funcionando. O exame permite verificar a obstrução da tuba e a presença de líquido nos ouvidos.

Além disso, a imitanciometria torna possível avaliar os limiares dos reflexos timpânicos, ou seja, a contração, principalmente, dos músculos estapédios. O estudo desses reflexos permite avaliar se existe recrutamento e adaptação.

Emissões otoacústicas

Vimos que, ao serem estimuladas por ondas sonoras, as células ciliadas externas do órgão de Corti se contraem ritmicamente. Essas contrações rítmicas produzem ruídos (mínimos) que podem ser captados por sistemas eletrônicos especiais.

A presença das emissões otoacústicas indica que as células ciliadas externas estão funcionando, e sua intensidade permite avaliar o grau de integridade destas. Esse teste tem sido utilizado em berçários para verificação da audição em recém-nascidos. Numerosas outras informações diagnósticas podem ser obtidas com a aplicação desse teste em pacientes de todas as idades.

Audiometria de Respostas Elétricas

O professor Hallowell Davis foi o responsável pela criação deste novo capítulo da audiologia, no qual se analisam os potenciais elétricos de diferentes partes do sistema auditivo, resultantes de estímulos sonoros.

Esse importante neurofisiologista muito contribuiu para os nossos conhecimentos sobre a fisiologia da audição. Entre outras numerosas inovações, o dr. Davis descobriu os potenciais de somação das células receptoras do órgão de Corti. Desde a década de 1930 ele sabia que, na imensa variedade de potenciais elétricos registrados pela eletroencefalografia, estariam incluídas respostas auditivas. O problema era separá-las das demais.

Inicialmente, ele e seus colaboradores fizeram eletroencefalogramas em papel transparente e usaram estímulos auditivos rápidos e seqüenciados, cuja presença assinalavam no papel de registro por um marcador. As folhas de papel eram então cortadas e observadas contra a luz, fazendo-se coincidir os sinais dos estímulos sonoros. Assim podiam ser identificadas algumas respostas que coincidiam no tempo, ou seja, o mesmo número de milissegundos (ms) as separava do momento do estímulo sonoro.

O advento dos computadores, no final da década de 1950, levou o dr. Davis a tentar somar as respostas com tempos iguais. O dr. Jerome Cox Jr., que então coordenava a oficina eletrônica do Central Institute for the Deaf, desenhou vários modelos de conversores analógico-digitais, até que se tornou possível fazer a aquisição, pelo computador, das respostas corticais auditivas. Usam-se sons de curta duração repetidos muitas vezes. O conversor transforma as ondas cerebrais em dígitos e soma as respostas que ocorrem sincronizadas com os estímulos sonoros; as ondas que não mantêm relação com os estímulos tendem a se cancelar algebricamente, destacando as respostas auditivas. O dr. Cox se tornou, pouco tempo depois, professor de Ciências da Computação na Washington University, em Saint Louis.

Os conversores analógico-digitais e digital-analógicos são hoje muito comuns. Os reprodutores de CDs e DVDs, por exemplo, convertem os dígitos armazenados no disco em sons e/ou imagens.

Da audiometria cortical foi apenas um passo para outros testes clínicos, registrando potenciais elétricos auditivos originários em vários pontos do sistema auditivo. A figura 11 apresenta um conjunto das respostas elétricas que podemos obter.

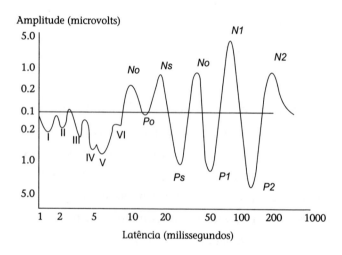

Figura 11 – Diversas respostas elétricas auditivas e seus tempos de latência

As diversas formas de audiometria de respostas elétricas têm sido utilizadas principalmente para:
- ➤ a triagem auditiva de recém-nascidos;
- ➤ a obtenção de limiares auditivos em bebês ou lactentes com suspeita de surdez em outros testes;
- ➤ a verificação de limiares auditivos em adultos, particularmente em casos de simulação ou problemas médico-legais;

> o diagnóstico de doenças do nervo auditivo e do tronco encefálico em crianças e adultos.

A seguir, serão descritos sumariamente os testes mais comumente utilizados.

Eletrococleografia

Representada pela sigla ECochG, é o registro dos potenciais da cóclea, incluindo o microfonismo coclear, o potencial de somação e os potenciais de ação da porção intracoclear do nervo acústico. É particularmente útil no diagnóstico das doenças do ouvido interno. Geralmente, registram-se respostas que ocorrem em um período de tempo de 0 a 10 ms após o estímulo sonoro.

Audiometria do tronco encefálico

Representada pela sigla ABR (*auditory brainstem response*) ou BERA (*brainstem electric response audiometry*), constitui o registro das respostas originadas do tronco encefálico, sendo a onda I correspondente à cóclea e as demais ondas provenientes de diversas áreas auditivas. A maior delas, a onda V, origina-se do colículo inferior. O período de tempo registrado após o estímulo sonoro vai de 1,5 a 15 ms.

Atualmente, existem softwares especiais para aumentar a sensibilidade desse teste a algumas doenças do aparelho auditivo.

Audiometria de latências médias

Normalmente representada pela sigla MLR (*middle latency response*), inclui as respostas que ocorrem entre 25 e 50 ms após o estímulo sonoro. As ondas mais importantes são a N_a, uma onda negativa que segue à onda V da ABR e se origina da parte alta do tronco encefálico e dos primeiros neurônios corticais auditivos; e a P_a, uma onda positiva que costuma ocorrer ao redor de 30 ms e provém de ambos os lados do córtex cerebral auditivo.

Audiometria cortical

É o registro das respostas originadas do córtex auditivo no lobo temporal. Existem respostas corticais lentas, que ocorrem entre 50 e 200 ms após o estímulo; e respostas tardias, que se dão depois de mais de 200 ms.

As respostas lentas mais importantes são a P_1, N_1, P_2 e N_2, sendo a N_1 uma grande resposta negativa que ocorre de 80 a 100 ms após o estímulo. Ela se origina de ambos os lados do córtex cerebral. Uma resposta tardia importante é a negatividade heterogênea (*mismatch negativity*) ou MMN, que aparece após a resposta N_1 e indica a percepção, pelo córtex auditivo, de uma alteração do estímulo utilizado. Esse teste muito provavelmente poderá ser usado para os estudos de processamento auditivo central.

As respostas mais tardias são ondas do córtex cerebral que já não se originam de áreas puramente auditivas e se relacionam a determinados eventos, como alterações na freqüência e intensidade dos sons.

O P_{300} é uma onda positiva comumente conhecida como um potencial cognitivo, ou seja, que indica o reconhecimento, por parte do sistema nervoso central, de uma integração entre certo estímulo sonoro e outra atividade cerebral. O paciente tem de estar alerta, esperando determinado estímulo (um som diferente dos demais é o estímulo mais usado), e precisa realizar alguma tarefa, como apertar um botão.

Por ser um potencial elétrico de longa latência (ao redor de 300 ms), ele é muito sensível à idade do paciente. Na verdade, os outros potenciais também o são, mas naqueles mais longos é mais fácil perceber essa relação. Ele permite, por exemplo, comparar a idade cronológica à idade neurológica do paciente, sendo indicado para complementar estados de demência, Doença de Alzheimer etc., em que a idade neurológica é maior que a cronológica. Pessoas que sofreram traumatismos cranianos graves têm latências aumentadas; esquizofrênicos possuem latências normais. Nos indivíduos normais, as latências são maiores na infância, diminuem progressivamente até os 18 anos e depois vão se tornando gradativamente maiores. Isso acontece porque a idade de 18 anos representa a época em que a velocidade dos estímulos nas fibras nervosas atinge seu máximo.

Uma interessante experiência foi realizada no laboratório do dr. Robert Galambos em La Jolla, no *campus* de San Diego da Universidade da Califórnia, demonstrando a relação entre o P_{300} e o cansaço físico. Um residente de neurocirurgia do hospital universitário visitou o laboratório imediatamente antes e depois de um plantão de 24 horas. Seu trabalho foi muito intenso, com a chegada de vários pacientes politraumatizados ao hospital nesse período, que necessitaram de sua atenção – ele só pôde dormir durante dois períodos de quinze minutos.

A diferença entre as latências das duas mensurações do P_{300} correspondeu a um "envelhecimento" de catorze anos! Mas, ao repetir o exame 48 horas depois, ele "rejuvenesceu" novamente.

Audiometria de estado estável

Representada como SSA (*steady state audiometry*), trata-se de uma forma bastante diferente de obter respostas auditivas. Utiliza estímulos muito complexos, apresentados ao cérebro de forma tão rápida que as respostas a um estímulo se sobrepõem às respostas a outros estímulos. Os estímulos com menor índice de modulação parecem produzir respostas nas áreas corticais, enquanto aqueles com índice de modulação mais alto evocam respostas no tronco encefálico.

Desse modo, ao contrário das demais técnicas utilizadas para a obtenção de limiares auditivos, cujas respostas geralmente refletem limiares ao redor dos 4000 aos 6000 hertz, esta técnica permite avaliar os limiares auditivos em diferentes freqüências e de forma rápida e precisa – daí ser excelente para testar crianças muito pequenas.

Capítulo 5

A SURDEZ DE TRANSMISSÃO

A surdez de transmissão, ou condução, é aquela que se dá no envio das ondas sonoras até as células receptoras do ouvido interno. Ela tanto pode ocorrer no ouvido externo, como no ouvido médio e, mais raramente, no próprio ouvido interno.

Nos testes audiológicos, os limiares auditivos por via aérea se encontram alterados, enquanto os limiares por via óssea são normais ou quase normais. A discriminação vocal costuma ser normal, desde que as palavras sejam transmitidas com volume suficiente para sua compreensão.

Na surdez de transmissão típica, o portador pede às pessoas que falem mais alto. Ele precisa de mais energia para que os sons cheguem ao ouvido interno, e quase sempre sua discriminação auditiva é ótima. Ele assiste à televisão com o volume sonoro muito alto, mas raramente tem dificuldade para compreender as palavras que acompanham as imagens.

Surdez de transmissão do ouvido externo

Rolha de cerume

A causa mais freqüente de surdez do ouvido externo é a rolha de cerume. Já vimos que o meato acústico externo é o único orifício do corpo humano revestido de pele, e por isso possui uma glândula especial, a glândula ceruminosa, cuja secreção, o cerume, protege e impermeabiliza o meato. Ele inclusive contém substâncias bactericidas que previnem a infecção da pele.

O fato é que a pele não gosta de contato muito prolongado com a água. Um orifício como o meato acústico externo pode facilmente acumular água, o que certamente causaria reações eczematosas e descamação. Mas isso não acontece em virtude das substâncias protetoras existentes no cerume.

Infelizmente, a espécie humana tende a interferir excessivamente no mundo em que vive. Já fizemos grandes estragos na ecologia do planeta e freqüentemente interferimos em nós mesmos. A indústria farmacêutica criou hastes com algodão nas pontas (o popular cotonete) e condicionou as pessoas a limparem os ouvidos, ou seja, a removerem essa secreção protetora especial.

No começo as coisas vão bem, as pessoas se limitam a remover o excesso de cerume. Mas essas hastes deixam fragmentos microscópicos de algodão no interior dos meatos e, a permanência desses fragmentos estranhos faz os ouvidos coçarem. E como os coçamos? Com outro cotonete. Aos poucos, em vez de limpar suavemente a pele, a pessoa passa a esfregar os ouvidos e, gradativamente, desenvolve eczema.

Há, também, pessoas que realmente não formam cerume e costumam ter eczema nos meatos. Mas a maior parte dos eczemas que vemos é produzida pelo excesso de limpeza dos ouvidos.

O uso de cotonetes está tão disseminado que, quando eu desaconselho seu uso, quase sempre ouço a seguinte pergunta: "Mas como vou limpar os ouvidos?"

O fato é que todos os mamíferos possuem ouvidos semelhantes. Como é que os elefantes, os tigres e os leões limpam os ouvidos? Os meatos se limpam por si mesmos, não requerem nenhum procedimento.

É verdade que algumas pessoas formam cerume em excesso. A rolha de cerume acarreta surdez, pois o som não consegue chegar à membrana do tímpano. A surdez, contudo, só ocorre quando a obstrução do meato é total. Um pouco de cerume não causa nenhuma perturbação auditiva. Na maior parte das vezes, a surdez causada pela rolha de cerume é súbita, ocorrendo assim que o último espaço livre é obliterado. Às vezes isso se dá durante o banho, ou ao nadar, quando uma gota de água causa a obstrução do último espaço livre.

A perda auditiva ocasionada pela rolha de cerume é discreta, mas ainda assim muito incômoda. Por outro lado, é de fácil solução. Basta remover o cerume por meio de lavagem ou com instrumentos delicados. Pessoalmente, prefiro a remoção por meio de instrumentos; a água sob pressão irrita a pele, que reage fabricando mais cerume. É importante ressaltar que o uso de instrumentos é limitado aos especialistas.

Otites externas

Podemos sofrer também perdas auditivas causadas por *otites externas*.

As *otites externas agudas* são doenças infecciosas da pele do meato, quase sempre acompanhadas de dor muito intensa. São comuns no verão, quando as pessoas mais freqüentam as praias e as piscinas, facilitando a permanência de água no interior do meato. Existem dois tipos: a *otite externa circunscrita*, na qual há uma simples espinha, ou um pequeno furúnculo; e a *otite externa difusa*, em que toda a pele do meato se encontra infectada. A pele infectada produz secreção purulenta e a obstrução pelo pus resulta em surdez. A infecção pode ser causada, também, por fungos, que formam uma massa que obstrui o ouvido. A dor é igualmente intensa.

A maioria das *otites externas micóticas*, na verdade, ocorre em conseqüência do uso de gotas auriculares com antibióticos. Quase todos nós temos alguns fungos no meato acústico externo, meio que também contém bactérias e se mantém em equilíbrio. Vale lembrar que os fungos foram os inventores dos antibióticos e são imunes a eles. Por isso, ao matarmos as bactérias do meato, desequilibramos a ecologia, criando uma situação de alimentação muito mais abundante para os fungos, que se multiplicam rapidamente. Outras vezes matamos as bactérias mais frágeis, dando oportunidade para as mais resistentes se desenvolverem. Desse modo, nunca se devem usar nos ouvidos gotas com antibióticos, a não ser por poucos dias e sob supervisão médica.

A surdez das otites externas desaparece com a cura da infecção.

A otite externa pode se transformar em doença grave nos diabéticos descompensados e nas pessoas imunodeprimidas. Nesses casos, a bactéria pode se tornar capaz de invadir o ouvido médio e o interno. A paralisia facial seguida à manifestação da otite externa também é muito comum nessas pessoas. Essa forma de otite externa, denominada otite externa maligna, pode acarretar graus variáveis de surdez permanente e até a morte do paciente.

A otite externa crônica é a doença eczematosa do meato acústico externo. Ocorre em indivíduos propensos a doenças alérgicas da pele e é um problema complexo nas pessoas que usam aparelhos de surdez, por alergia de contato produzida pelos moldes dos aparelhos.

Estenoses e osteomas

Infecções extensas da pele do meato podem dar origem a estenoses cicatriciais, que são raras. Também podem ocorrer bloqueios do meato por conta de osteomas, pequenos tumores ósseos benignos que, às vezes, impedem a eliminação do cerume e, em outras, crescem a ponto de obstruir todo o espaço. O choque térmico parece ser um dos elementos responsáveis por seu desenvolvimento, uma vez que praticamente todas as pessoas que os apresentam nadaram muito na vida. Por outro lado, enquetes realizadas entre nadadores não indicam uma freqüência grande desses tumores.

Quando causam bloqueios significativos, devem ser removidos cirurgicamente.

Agenesias

Algumas crianças nascem desprovidas do meato acústico externo. Trata-se de uma malformação do sistema branquial, remanescente embriológico do sistema respiratório dos peixes que, nos mamíferos, se transforma em outros órgãos, como a mandíbula e os ossículos do ouvido médio. Freqüentemente, a malformação envolve também o pavilhão da orelha, que aparece substituído por fragmentos de cartilagem; e a cadeia ossicular, com o martelo e a bigorna malformados e fundidos. Essas crianças podem fazer cirurgia plástica (otoneoplastia) ao redor dos 8 anos de idade. Às vezes fazem-se, ainda, reconstruções do meato e da cadeia ossicular. Atualmente, tem-se utilizado muito um tipo de aparelho de surdez por via óssea (*bone anchored hearing aid* – Baha), que é semi-implantável e pode ser colocado em crianças a partir dos 8 anos.

SURDEZ DE TRANSMISSÃO DO OUVIDO MÉDIO

A área fundamental do ouvido médio é a *cavidade timpânica*, onde se encontra a cadeia de ossículos. Ela é limitada externamente pela membrana do tímpano e internamente pelo ouvido interno. Comunica-se em sua parte superior com as células da porção posterior do osso temporal, a *mastóide*. Em sua porção anterior, comunica-se com a parte posterior das fossas nasais por meio da tuba auditiva.

Barotrauma (variação de pressão atmosférica)

Já vimos que a tuba auditiva é a responsável pela manutenção da pressão da cavidade timpânica. Em circunstâncias normais, a pressão da cavidade é exatamente igual à do ar do meato acústico externo, ou seja, igual à pressão atmosférica.

Sempre que sofremos com uma gripe ou resfriado, a tuba não funciona bem. Se fizermos uma viagem de avião, por exemplo, nessas condições, podemos ser incapazes de readmitir o ar para dentro da cavidade timpânica durante a descida da aeronave, deixando a pressão da cavidade timpânica menor do que a pressão atmosférica. Quando isso sucede, o ouvido fica "tapado" durante um longo período de tempo, podendo, dependendo do grau do barotrauma, causar dor e até mesmo a ruptura da membrana timpânica.

Mais grave ainda é o barotrauma resultante dos mergulhos auxiliados por aparelhos, em que o mergulhador atinge grandes profundidades. A cada dez metros de profundidade, a pressão aumenta uma atmosfera; por isso, à medida que ele desce, precisa insuflar ar nas cavidades timpânicas (compensação). É óbvio que as pessoas não devem mergulhar quando acometidas por gripes ou resfriados.

Os mergulhos podem acarretar, ainda, problemas mais sérios, que analisaremos mais adiante.

Otite média secretora

Ainda que muito comum em crianças, pode ocorrer em qualquer idade. Nessa doença, a cavidade timpânica, normalmente cheia de ar, é totalmente ocupada por um líquido – e isso quase sempre se dá nos dois ouvidos.

Nas crianças, esse líquido costuma ser muito viscoso por conta de sua dupla origem: soro sanguíneo e muco. Muito provavelmente, a doença surge em conseqüência de uma obstrução tubária. A pressão negativa – vácuo – na cavidade timpânica atrai o soro sanguíneo para dentro da cavidade, e sua presença irrita então as células de revestimento, que passam a produzir mais muco. Nas crianças pequenas, a alergia ao leite de vaca é uma causa comum de otite secretora. Vegetações adenóides (massa de tecido linfóide na rinofaringe) podem agravar a doença, mas nem todas as crianças que têm adenóides apresentam otite média secretora.

Os tratamentos medicamentosos raramente curam a enfermidade. No entanto, felizmente, ela é autolimitante. A maioria das crianças sara espontaneamente ao redor dos 5 anos de idade. Os casos mais graves costumam sarar aos 12 ou 14 anos.

Embora se trate de uma doença benigna, a otite média secretora pode causar grandes problemas.

O primeiro deles é a facilidade com que o líquido seromucoso se infecta. As crianças pequenas, particularmente, costumam apresentar episódios repetidos de otite média aguda. Muitas delas necessitam de grandes quantidades de antibióticos para o tratamento desses episódios agudos.

O segundo é a perda auditiva, tanto mais intensa quanto maior a viscosidade do líquido. Curiosamente, as crianças maiores não costumam ter repetidas otites agudas, pois sua imunidade vai se desenvolvendo até o ponto em que elas já não sofrem com tantas infecções. Nessas crianças, a perda auditiva passa a ser o problema mais sério.

A viscosidade do líquido timpânico interfere nos movimentos dos ossículos, acarretando uma dificuldade auditiva que, nas crianças, afeta a aquisição da linguagem. Nos primeiros anos de vida, aprendemos cerca de mil novas palavras por ano, e a perda auditiva reduz esse número de forma considerável. O problema se agrava particularmente no caso de crianças que têm pouco contato com os pais ou cujos pais apresentam baixo nível cultural. Nesses casos, a dificuldade de aquisição da linguagem pode ser grave, acarretando sérios problemas de escolaridade, muitas vezes difíceis de recuperar. Por isso é muito importante tratar as crianças que apresentam perdas significativas.

O melhor tratamento de que dispomos é a *miringostomia*, inserção de um pequeno tubo, de plástico ou de metal, que assegura a ventilação do ouvido médio independentemente do funcionamento da tuba. O cirurgião, utilizando um microscópio cirúrgico, faz uma pequena incisão na membrana timpânica, aspira o líquido timpânico e insere o tubo a fim de manter a ventilação. Sem o tubo, a membrana cicatriza em poucas horas.

A cirurgia é simples e a audição melhora imediatamente. O tubo permanece na membrana timpânica por um período de três a seis meses, sendo, depois, expelido espontaneamente. Às vezes, após a eliminação do tubo, a otite média secretora surge novamente – algumas crianças podem necessitar de múltiplas intervenções, mas isso é raro.

A figura 12 mostra a colocação de um tubo de ventilação na membrana timpânica

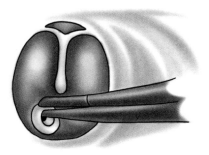

Figura 12 – Colocação de tubo de ventilação na membrana timpânica

Freqüentemente, a miringostomia é realizada em conjunto com adenoidectomia ou adenoamigdalectomia.

Otite média simples

A *otite média aguda* é uma doença muito comum em crianças. Em algumas regiões, como Colômbia, Indonésia e entre os Inuit – povo que habita a área mais ao norte da América e é chamado popularmente (e erroneamente) de esquimó –, aparece com extrema freqüência e apresenta alto índice de seqüelas.

Mas em todos os lugares do mundo ocorrem otites médias agudas, particularmente em crianças, e a quantidade de antibióticos prescritos para esta enfermidade se encontra entre as mais elevadas de toda a medicina.

Aqui, a cavidade timpânica se enche de líquido mucopurulento, infectado por bactérias, deixando a membrana timpânica vermelha e às vezes abaulada pela pressão do líquido. Em alguns casos, ela se rompe e o líquido purulento escorre pelo meato, causando a *otite média aguda supurada*.

A otite média aguda, adequadamente tratada, sara em poucos dias, e a perda auditiva transitória por ela causada desaparece em uma semana ou dez dias. Isso acontece porque o tratamento esteriliza o líquido contido na cavidade timpânica, o qual demora um pouco a ser eliminado pela tuba ou absorvido.

A orientação médica no tratamento é fundamental. Certa vez, atendi três irmãos de uma família que só acreditava na medicina homeopática: quatro dos seis ouvidos examinados apresentavam perfurações timpânicas.

As otites agudas não tratadas, ou causadas por bactérias excepcionalmente agressivas, podem deixar seqüelas, que denominamos *otite média crônica*. As seqüelas da otite média consistem em alterações da membrana timpânica e/ou alterações da cadeia ossicular.

Essas alterações da membrana timpânica podem ocorrer por perfuração ou por retração. No caso das perfurações, pode haver dimensões e localizações diferentes, mas a maioria se situa no quadrante póstero-inferior da membrana. Pequenas perfurações não causam perdas auditivas; perfurações maiores afetam o funcionamento da cadeia ossicular e reduzem sua eficiência.

A presença de perfurações da membrana timpânica torna o ouvido sensível à água. Ao nadar, ou mesmo ao tomar banho, o portador de perfuração vai facilmente infectar a cavidade timpânica, passando a apresentar uma supuração que precisará ser tratada. Há circunstâncias em que a supuração se torna crônica.

Já a retração da membrana timpânica ocorre quando a tuba auditiva não funciona bem e o ar contido na cavidade timpânica é gradualmente absorvido pelas células de revestimento. O grau de retração é variável, chegando até o ponto em que a membrana fica acoplada ao osso da face interna da cavidade timpânica, causando uma *atelectasia* da membrana timpânica.

As alterações mais freqüentes da cadeia de ossículos são a sua destruição parcial ou total (esta é rara) e sua fixação. A parte mais frágil é a bigorna, particularmente seu processo longo, que pode ser destruído pela infecção. A fixação mais comum é a do martelo, contudo existe a possibilidade de fixação do martelo e da bigorna, e às vezes do próprio estribo, pela *timpanosclerose* – afecção cicatricial na qual se forma um tecido hialino que pode fixar os ossículos. Algumas pessoas têm pequenas placas de timpanosclerose na membrana timpânica, resultantes de otites médias agudas repetidas, que não fixam os ossículos nem causam problemas.

O tratamento ideal para as seqüelas das otites médias é o cirúrgico. Nesse procedimento, podem-se fechar as perfurações com enxertos e reconstruir a cadeia ossicular com excelentes probabilidades de recuperar a audição. As operações mais utilizadas nesses casos são a *timpanoplastia*, aconselhada aos ouvidos não infectados; e a *timpanomastoidectomia*, recomendada aos casos de supuração persistente.

Otite média colesteatomatosa

"Colesteatoma" é um vocábulo muito antigo que se tornou usual, embora totalmente inadequado. Ao descobrirem que estes cistos encontrados no ouvido médio eram ricos em colesterol, os antigos patologistas cunharam esta palavra, que significa "tumor de colesterol". Entretanto, não se trata aqui de um tumor e o colesterol não tem nenhum papel importante. Trata-se, realmente, de um cisto epidermóide, ou seja, um cisto de pele.

A pele é um tecido altamente especializado, destinado a recobrir o corpo. Ela foi criada, portanto, para revestimento externo. Quando suas células migram para o interior do ouvido médio, formam este cisto que cresce lentamente, corroendo o osso ao seu redor.

Há colesteatomas congênitos, mas são muito raros. Podem localizar-se em vários pontos do osso temporal, inclusive junto do nervo acústico, próximo ao cérebro.

Os colesteatomas mais freqüentes, porém, localizam-se no ouvido médio e são secundários a otites médias. Sua origem é ainda obscura, mas eles se encontram associados a perfurações da parte mais alta da membrana timpânica – justamente a área em que se encontram a cabeça do martelo e o corpo da bigorna. É comum a erosão desses ossículos pelo colesteatoma. Nem sempre ocorre surdez, uma vez que o próprio cisto estabelece comunicação entre a membrana timpânica e o estribo, cujos ramos também podem ser destruídos. Ao longo do tempo, o cisto se infecta (infecção bacteriana) e o paciente começa a apresentar supuração geralmente fétida, às vezes constante, às vezes intermitente.

Ao contrário das otites médias simples, cuja cirurgia é eletiva, o colesteatoma precisa ser operado, pois existe o risco de ele corroer áreas do ouvido médio que se encontram muito próximas às meninges. Por isso alguns colesteatomas podem causar meningites ou abscessos cerebrais.

Na cirurgia da otite média colesteatomatosa, a preocupação maior do cirurgião é eliminar todo o cisto. Em segundo lugar, vem o cuidado de reconstruir a cadeia ossicular para preservar ou restaurar a audição. Nos casos de colesteatoma, o procedimento, chamado de timpanomastoidectomia, pode ser realizado por dois meios: a técnica aberta e a técnica fechada.

A primeira é uma variante de um procedimento cirúrgico mais antigo, a mastoidectomia radical, e foi modificada para melhorar os resultados auditivos – chama-se hoje mastoidectomia radical modificada. Nessa técnica, o cirurgião remove a parede que separa o meato acústico externo das células da mastóide, fazendo uma cavidade única. Esse procedimento tem a vantagem de permitir o exame completo do ouvido ao longo do tempo; raramente há necessidade de outras operações. Existe, também, uma desvantagem: às vezes a cavidade não cicatriza por completo e ocorre supuração, que não apresenta riscos mas incomoda o paciente. Ademais, o ouvido fica sensível à água, exigindo que o paciente utilize tampões para tomar banho e nadar. Também é difícil utilizar um aparelho de surdez nos casos em que se tem uma cavidade mastóidea.

A timpanomastoidectomia fechada consiste, na verdade, em duas operações realizadas conjuntamente: uma timpanoplastia, realizada pelo meato; e uma mastoidectomia simples, em que a parede posterior do meato é preservada. A anatomia pós-operatória é idêntica à de um ouvido normal, e o paciente pode tomar banho e nadar sem problemas. Por outro lado, existe o risco de ele voltar a apresentar colesteatoma, seja residual (ocasionado pela multiplicação de células de fragmentos microscópicos deixados inadvertidamente pelo cirurgião), seja recidivante (na verdade, um novo colesteatoma que se forma em conseqüência dos defeitos ósseos resultantes da própria doença ou da cirurgia). Os cirurgiões que dão preferência à técnica fechada costumam fazer uma revisão cirúrgica um ano após a primeira operação, a fim de verificar se ainda há colesteatoma. A razão dessa revisão planejada é operar antes de o colesteatoma crescer muito e se infectar, uma vez que a probabilidade de remover totalmente um colesteatoma não infectado é muito maior do que a da remoção de um cisto com infecção.

A escolha de uma dessas técnicas vai depender de vários fatores, que o médico analisará com seus pacientes.

Otosclerose

A otosclerose, ou otospongiose, é uma doença óssea que atinge exclusivamente a cápsula ótica, osso que reveste o ouvido interno – tanto a cóclea quanto a parte do equilíbrio. Essa cápsula se ossifica durante a vida intra-uterina e não sofre mudanças ao longo da vida. Os ouvidos externo e médio se modificam e crescem com o passar do tempo; o ouvido interno já nasce pronto.

O processo rápido de ossificação permite que sobrem, no interior do osso, alguns restos de cartilagem. A otosclerose é uma doença desses restos de cartilagem que, subitamente, começam a se ossificar. Essa ossificação, porém, não se completa; enzimas diversas desmancham o osso neoformado, fazendo que ele se forme e se desmanche continuamente.

Trata-se de uma doença relativamente freqüente, que atinge uma mulher em cada 8 e um homem em cada 15. Mas nem todas essas pessoas apresentam surdez. A perda auditiva ocorre em apenas cerca de 5% a 10% dos indivíduos que têm o osso doente.

A surdez de transmissão na otosclerose ocorre nas pessoas que sofrem da doença em determinada área da cápsula ótica que é muito próxima do estribo: o osso doente gradativamente atinge o ligamento do estribo, fixando-o, e o estribo fixo não é capaz de transmitir as vibrações sonoras ao ouvido interno.

A perda auditiva da otosclerose geralmente se inicia entre os 20 e os 30 anos de idade. Algumas vezes começa aos 10 ou 12 anos, e nesses casos a quantidade de osso doente costuma ser muito maior, ocorrendo normalmente surdez neurossensorial associada. De modo geral, quanto mais tarde se inicia a surdez, menor é a quantidade de osso doente, mas nem sempre isso acontece.

Maurice Sourdille, ilustre médico francês, criou uma técnica cirúrgica que denominou *fenestração* – a palavra "fenestra", em latim, significa "janela". O estribo fixo impede o funcionamento da janela em que ele se encontra, a janela oval. Sourdille idealizou a criação de uma nova janela (*fenestra nova-ovalis*) que permitisse ao som chegar ao ouvido interno, e a fez no canal semicircular lateral.

Em Nova York, Julius Lempert simplificou, aperfeiçoou e popularizou a fenestração, que foi extensamente utilizada entre 1935 e 1960.

Ainda nos Estados Unidos, em Memphis no ano de 1958, John Shea aperfeiçoou a *estapedectomia,* técnica operatória cujos resultados auditivos são melhores do que os da fenestração. Em vez de criar uma nova janela, a operação remove o estribo, reabre a janela oval e coloca uma prótese para substituir o estribo. Houve várias tentativas de praticar essa técnica no início do século XX, mas foram malsucedidas por ainda não existirem, naquele tempo, as técnicas microcirúrgicas. Nos últimos anos, diversos cirurgiões criaram variantes técnicas e propuseram tipos diferentes de próteses, todas elas satisfatórias. A estapedectomia é o melhor tratamento atual para a otosclerose.

Malformações congênitas

As malformações congênitas do ouvido externo e do ouvido médio são malformações branquiais, assim chamadas porque resultam de acidentes de desenvolvimento dos arcos e das fendas branquiais dos fetos. As brânquias constituem o sistema respiratório dos peixes. Apesar de, como característica da evolução biológica, ocorrerem modificações e adaptações de nossas estruturas primitivas, o fato é que não podemos eliminá-las totalmente. Por isso o embrião humano possui brânquias, ainda que totalmente desnecessárias à vida dos mamíferos. Os arcos e as fendas branquiais se transformam em diversas estruturas.

As malformações branquiais podem atingir, em maior ou menor grau, o pavilhão auricular, o meato acústico externo e os ossículos. Muito comumente vemos o pavilhão substituído por fragmentos de cartilagem (microtia). O meato pode ser muito estreito ou totalmente ausente, caso em que não há acesso à membrana timpânica. Nesses casos, a cavidade timpânica está sempre presente, mas o martelo e a bigorna costumam ser malformados e soldados um ao outro, não se movimentando de forma satisfatória. O estribo é geralmente normal, mas o nervo facial pode estar em posição anômala. Embora possam ser genéticos, esses quadros às vezes são puramente acidentais.

Como quase sempre possuem audição normal por via óssea, essas crianças podem adquirir linguagem mais rapidamente usando um aparelho de surdez por essa via. Ao redor dos 8 aos 10 anos, já podem ser submetidas tanto a cirurgias reconstrutivas, do meato e ossículos, quanto à plástica do pavilhão. Por tratar-se de procedimentos complexos, alguns grupos preferem implantar um Baha (*bone anchored hearing aid*), que permite ótima audição, e fazer um pavilhão artificial de plástico fixado à cabeça por pinos de titânio implantados. Nos casos em que a malformação é unilateral, é preferível não realizar cirurgia otológica, cuidando apenas da reconstrução do pavilhão.

Muito raramente as malformações branquiais podem estar associadas a colesteatomas congênitos ou a malformações do ouvido interno; por isso é importante obter imagens dos ouvidos dessas crianças.

Surdez de transmissão do ouvido interno

Pelo fato de ter as características audiológicas da surdez neurossensorial, a surdez de transmissão no ouvido interno será analisada mais detalhadamente no próximo capítulo. Entre suas causas mais freqüentes está o enrijecimento das membranas do órgão de Corti, um dos componentes da *presbiacusia* – perda auditiva que ocorre normalmente com a idade.

A SURDEZ NEUROSSENSORIAL

A extrema complexidade dos ouvidos, assim como sua grande sensibilidade, os torna frágeis. Há múltiplos fatores genéticos que causam surdez, além do fato de que os ouvidos são passíveis de deteriorações causadas por diversos tipos de doenças, quer congênitas, quer adquiridas. Também podem sofrer agressões por trauma mecânico e pela exposição a ruídos.

Existem, também, lesões degenerativas em conseqüência da idade.

Vimos que a grande maioria das perdas de transmissão pode ser tratada cirurgicamente. Nos casos da surdez neurossensorial, a cirurgia geralmente se limita a casos especiais, e em muitas circunstâncias é preciso adaptar próteses auditivas, que costumamos denominar *aparelhos para surdez*.

Ao contrário do portador de surdez de transmissão, que pede às pessoas que falem alto e ouve a televisão em volume elevado, o portador de surdez neurossensorial precisa que os outros falem com ele mais devagar, de forma que tenha tempo para "decifrar" a mensagem. Isso acontece porque sua discriminação quase sempre se encontra alterada. Quando a perda auditiva é intensa, o portador apenas consegue acompanhar os noticiários nos quais os locutores falam de frente. Ouvir as novelas é mais difícil, embora existam pessoas exímias em fazer leitura orofacial em atores de perfil. E os filmes dublados são impossíveis de ver, na medida em que os movimentos labiais não correspondem ao som. Por isso preferem assistir aos filmes estrangeiros com legendas.

Do ponto de vista educacional, a surdez neurossensorial se divide em dois grandes grupos: a *surdez pré-lingual* e a *surdez pós-lingual*. Sabemos que é pelos ouvidos que o bebê aprende, gradativamente, a falar; por isso, uma criança que nasce surda, ou na qual a surdez se manifesta nos primeiros meses ou anos de vida, não conseguirá adquirir a linguagem espontaneamente. Ela necessitará de uma educação especial para que possa adquirir um código lingüístico. Um capítulo especial será dedicado à surdez pré-lingual na infância. A surdez pós-lingual, embora às vezes muito complexa, acarreta conseqüências menos importantes.

A surdez pode ser, freqüentemente, de origem genética. Mas, além das alterações genéticas, existem os acidentes de desenvolvimento, ou erros embriológicos, e a destruição de células ciliadas por afecções da mãe durante a gravidez – na espécie humana, calcula-se que nasça uma criança surda a cada seis mil partos. Ao longo da vida, surgem ainda outras afecções que reduzem ou eliminam a audição em um dos ouvidos, ou em ambos.

PROBLEMAS CONGÊNITOS

A palavra "congênito" significa "existente ao nascer". Devemos nos lembrar, contudo, de que existem doenças genéticas que se manifestam tardiamente – portanto não são congênitas –, além de alterações congênitas que só ao longo dos anos causam disfunções e podem ser diagnosticadas. Atualmente, diversos testes para avaliar perdas auditivas de origem genética se acham disponíveis. Nos Estados Unidos e na Europa, as surdezes de origem genética representam cerca de 50 a 60% das perdas auditivas congênitas.

No complexo desenvolvimento embriológico do ouvido interno, podem ocorrer muitas alterações, seja por causa genética, seja por acidentes de desenvolvimento. Ele pode desenvolver-se irregularmente (displasia de Mondini), ou parar seu desenvolvimento antes de atingir o tamanho normal (hipoplasia de Mondini). Mondini foi um anatomista italiano que publicou, em 1791, um estudo sobre os dois ossos temporais de uma criança surda que falecera depois de ser atropelada por uma carroça. Uma infecção na perna atingida pela roda do veículo causou sua morte – nessa época, não havia como controlar tais infecções. E muito provavelmente a criança foi atropelada por não ouvir a aproximação da carroça.

É interessante observar que o diagnóstico clínico da displasia de Mondini só se tornou possível em 1960, quando radiologistas escandinavos a descreveram em radiografias obtidas com técnicas especiais. Ambas as alterações são hoje diagnosticadas pela tomografia computadorizada dos ossos temporais. Já o tratamento cirúrgico para estabilizar a audição só foi proposto em 1975 por um importante otologista americano, o dr. William House, e publicado inicialmente por mim em 1981.

A displasia de Mondini pode ser genética, mas em muitos casos é apenas um acidente de desenvolvimento. Alguns pacientes com displasia de Mondini mantêm audição normal ao longo da vida.

Há casos, ainda, em que o ouvido interno é totalmente inexistente (aplasia de Michel).

Embora muitas afecções não afetem o desenvolvimento do arcabouço ósseo, as células ciliadas acabam por não se desenvolver (quase sempre em virtude de transtornos genéticos), ou são destruídas após o desenvolvimento. Em nosso país, a causa mais freqüente da destruição das células receptoras do feto é a rubéola materna, uma vez que só recentemente a vacinação se tornou mais freqüente.

PROBLEMAS PERINATAIS

Existem circunstâncias em que a surdez ocorre por ocasião do nascimento, e não durante a gravidez. Por vezes, a privação de oxigênio durante o parto, ou no período pós-parto, ou ainda o emprego de antibióticos da família dos aminoglicosídeos para combater infecções, pode destruir células ciliadas. Isso ocorre em neonatos com anemia hemolítica, nos partos demorados, nos nascimentos prematuros, nos bebês que passam muito tempo em incubadoras, nos que têm pneumonias ou outras infecções logo ao nascer. Nos berçários de cuidados intensivos, a incidência de surdez é da ordem de um caso para cada oitenta, o que constitui um grande contraste em comparação com a estatística global de uma criança surda em cada seis mil partos. É digno de registro o fato de que 30% das crianças em berçários de cuidados intensivos têm otites médias, e essa porcentagem ascende a 100% nas que utilizam sondas nasogástricas para alimentação. A otite média aguda na fase neonatal é uma doença muito mais grave do que a que acomete crianças maiores. Há circunstâncias, felizmente raras, em que a infecção do ouvido médio invade o ouvido interno, causando surdez.

Nem todas as surdezes perinatais são profundas; às vezes, somente a recepção dos tons agudos é atingida, em virtude da maior sensibilidade das células receptoras localizadas nas espiras basais da cóclea.

A surdez congênita e a perinatal são as que acarretam os problemas educacionais mais difíceis, por afetarem a maturação dos mecanismos centrais da audição.

SURDEZES DA PRIMEIRA INFÂNCIA

As perdas auditivas podem originar-se, ainda, de doenças da primeira infância, particularmente a meningite e a encefalite. No Brasil, como causas de surdez, são também significativas as enfermidades do aparelho digestivo durante a primeira infância, por serem tratadas com antibióticos da família dos aminoglicosídeos, que destroem as células receptoras quando sua excreção renal é dificultada.

A idade média para a estabilização da linguagem é da ordem de 10 anos. Crianças com surdez profunda adquirida antes dessa idade apresentam a tendência de perder a linguagem que já têm, exigindo programas educacionais de *conservação da linguagem*. As surdezes mais tardias podem acarretar algumas alterações da voz (os fonemas que não são bem ouvidos começam a ser emitidos de forma imperfeita), mas raramente resultam em perda do código lingüístico.

PERDAS MECÂNICAS

Embora a grande maioria das perdas auditivas de tipo mecânico afete o ouvido médio, sendo passíveis de correção cirúrgica, existem também surdezes mecânicas do ouvido interno.

Considero a *presbiacusia*, ou perda auditiva decorrente da idade, como exclusivamente de ordem mecânica, devido ao enrijecimento da membrana tectória, da membrana basilar e de outros componentes do órgão de Corti. Esse conceito, proposto pelo professor Hallowell Davis, não é universalmente aceito. Há autores, como o dr. Harold Schuknecht – durante muitos anos professor de otorrinolaringologia da Universidade de Harvard –, que admitem vários tipos de presbiacusia, a saber: *sensorial*, por perda de células ciliadas; *neural*, por perda de elementos neurais, incluindo células bipolares do gânglio de Corti e fibras do nervo acústico e das vias auditivas centrais; e *estrial*, por atrofia da estria vascular, além da presbiacusia mecânica. Muito provavelmente, porém, essas formas adicionais de presbiacusia se originam de afecções vasculares, metabólicas e/ou degenerativas, não sendo verdadeiramente manifestações fisiológicas do envelhecimento.

A *síndrome de hipertensão perilinfática* é também um problema de ordem mecânica, resultante de malformação congênita do modíolo, ou da presença de um aqueduto coclear alargado. A passagem fácil de líquido cefalorraquidiano, com sua pressão muito variável, para o espaço perilinfático também perturba o mecanismo das ondas de propagação sonora na perilinfa, além de pressionar o estribo no sentido do vestíbulo para o ouvido médio, aumentando a rigidez da cadeia ossicular. O paciente apresenta, na audiometria, uma surdez mista, sem que a diferencial aéreo-óssea ocorra por alteração do ouvido médio. Nesses pacientes, as tentativas de intervenção cirúrgica, para eliminar a diferencial aéreo-óssea, resultam em abundante perda de líquido cefalorraquidiano assim que se abre a janela oval, que o cirurgião tem grande dificuldade para controlar. Ademais, essas operações não trazem melhoras auditivas duradouras a esses pacientes, que geralmente possuem boa discriminação auditiva e podem, quando necessário, ser auxiliados por aparelhos de surdez.

As *fístulas perilinfáticas* são acidentes de origem mecânica que podem produzir-se pela via *explosiva* (súbito aumento da pressão liquórica), ou pela via *implosiva* (excesso de pressão aérea exercida, pela tuba auditiva, sobre o ouvido médio). Essa doença foi, inicialmente, descoberta em ossos temporais humanos doados para fins de pesquisa a centros universitários norte-americanos. Lá, os investigadores chegaram à conclusão de que algumas pessoas com história clínica de surdez súbita apresentavam cicatrizes na membrana da janela redonda. Posteriormente ela foi descrita em mergulhadores na Austrália, e aos poucos outros otologistas começaram a diagnosticá-la em seus pacientes. Algumas pessoas possuem ouvidos especialmente sensíveis e podem ter fístulas causadas por esforços físicos, provavelmente por acidentes de desenvolvimento do ouvido interno.

Ao formar-se a fístula, podem ocorrer surdezes súbitas, de grau variável, e/ou tonturas. Há casos em que a perda auditiva é mínima e os sintomas são prevalentemente vestibulares; e outros em que a surdez é flutuante, simulando a doença de Menière, da qual falaremos adiante.

PERDAS METABÓLICAS

A *estria vascular* desempenha a função de *central metabólica* do ouvido interno, produzindo a endolinfa e seu potencial endococlear. A estria pode sofrer atrofias na idade avançada, ocasionando perdas auditivas essencialmente horizontais (perdas praticamente iguais nas diferentes freqüências) e com boa discriminação auditiva. Mas essas atrofias podem ocorrer por mecanismos genéticos em adultos na faixa dos 30 aos 40 anos. É comum a associação dessa forma genética de afecção da estria à otosclerose. Infelizmente, o diagnóstico de estriovasculopatia genética só pode ser estabelecido por exclusão, a menos que ocorra em muitos membros de uma família.

Existem também afecções metabólicas gerais que acarretam disfunções da estria. Elas incluem doenças da tireóide, da hipófise e das glândulas adrenais e alterações do metabolismo dos carboidratos, sendo estas últimas extremamente freqüentes.

Na verdade, o funcionamento da estria é dependente de oxigênio e de glicose, bem como das flutuações da glicemia – quer provocadas por hiperinsulinemia, quer por má absorção intestinal de carboidratos –, que a afetam sensivelmente. Não há dúvida de que os ouvidos são os órgãos mais sensíveis às pequenas alterações do metabolismo dos açúcares. Os olhos também apresentam sensibilidade, ficando embaçados quando o glicogênio do cristalino é requisitado nos momentos de hipoglicemia. Mas esses sintomas oculares, causadores de cataratas em indivíduos jovens, são menos comuns que os distúrbios auditivos e labirínticos.

As alterações do metabolismo dos hidratos de carbono geralmente acometem adultos jovens, contudo já foram observadas em crianças e adolescentes, e também em pessoas idosas. São controladas por intermédio de dietas restritivas de determinados tipos de carboidratos, de acordo com o problema de cada paciente. Nos mais idosos, com anos de enfermidade não controlada, a eficácia do tratamento é nitidamente menor. Além da perda auditiva progressiva, muitos desses pacientes se tornam diabéticos ao longo dos anos. A identificação do problema auditivo, por conseguinte, é importante para a saúde geral do paciente, garantindo-lhe uma melhor qualidade de vida no passar do tempo.

Surdez vascular

O prolongamento da vida humana no decorrer dos últimos séculos tem contribuído para aumentar a incidência de problemas vasculares. A circulação dos ouvidos é complexa e freqüentemente afetada nos problemas vasculares generalizados, em particular nos que atingem a artéria basilar. Como essa artéria se forma pela união das duas artérias vertebrais, podemos enfrentar problemas vasculares resultantes de afecções da coluna cervical, tanto traumáticos, que podem acontecer em qualquer faixa de idade, quanto degenerativos, mais comuns após os 40 anos. Esses problemas são menos intensos e mais fáceis de tratar do que os causados por doenças vasculares generalizadas.

Por característica, a surdez vascular afeta fundamentalmente os tons agudos e compromete a discriminação auditiva. Nos problemas leves, a utilização de substâncias vasoativas tem conseguido estabilizar os níveis auditivos. Os problemas mais complexos, contudo, são de difícil solução. Nessa área, a solução final dependerá da adoção de medidas mais satisfatórias para a prevenção das moléstias cardiovasculares e da aterosclerose. Manter controle cuidadoso dos níveis de colesterol e triglicérides é uma forma de prevenir tais afecções.

Doenças ósseas

Algumas afecções ósseas que atingem a cápsula do ouvido interno, ou mesmo todo o crânio, podem causar perdas auditivas. Geralmente, essas perdas são do tipo misto, no qual existe um componente de transmissão e um componente neurossensorial, mas podem ser também do tipo neurossensorial puro.

Já nos referimos à otosclerose, ou otospongiose, que causa surdez de transmissão ao fixar o estribo. Em alguns pacientes, ela pode causar, ainda, surdez neurossensorial, principalmente mista – a perda neurossensorial pura é rara nessa doença.

A otosclerose é uma afecção genética que altera os restos cartilaginosos da cápsula, transformando-os em centros de ossificação. O osso neoformado tem caráter anômalo, possui grande atividade metabólica e se forma e desmancha continuamente (osso espongiótico). Ao longo do tempo, a atividade metabólica se reduz e o neo-osso se calcifica (osso esclerótico). Na imensa maioria dos pacientes, coexistem simultaneamente lesões espongióticas e escleróticas.

Diversas substâncias calcificantes têm sido utilizadas para aumentar a deposição de cálcio nos ossos, transformando, assim, as lesões espongióticas em escleróticas. O tratamento, contudo, não é estável; a interrupção da administração do medicamento produz, ao longo do tempo, reativação das lesões.

Outras afecções ósseas, além da otospongiose, podem causar surdez. Na Doença de Paget, dá-se um estiramento do nervo acústico, em virtude do grande aumento da massa do crânio. O mesmo mecanismo explica as perdas neurossensoriais na acromegalia. Na osteopetrose, ocorrem fixações dos ossículos e compressão da cóclea e do nervo acústico. Já a *osteogenesis imperfecta* pode ocasionar fixação da base do estribo, histologicamente diversa da fixação otospongiótica.

Surdez auto-imune

Anticorpos específicos contra proteínas do ouvido interno têm sido encontrados em pacientes com afecções auto-imunes generalizadas, bem como em *vasculites* que ocorrem exclusivamente no ouvido interno. Não raro, desenvolvem-se surdezes neurossensoriais rapidamente progressivas, com grande comprometimento da discriminação auditiva. Esse tipo de surdez neurossensorial pode ser tratado com medicamentos, com bons resultados em muitos casos.

Neurolues

A vasculite de origem luética, ou sifilítica, produz os mesmos sintomas da vasculite auto-imune e pode originar-se de manifestações residuais – congênitas ou adquiridas – da lues. O diagnóstico é feito por meio de testes de imunofluorescência (FTA-Abs).

Outros testes podem ser utilizados para verificar a existência de formas ativas da enfermidade, mas a vasculite do ouvido interno pode se seguir a formas inativas da doença, comumente designadas *cicatrizes sorológicas*. Nesses casos, precisam ser submetidos a tratamento medicamentoso pelo resto da vida.

Trauma físico

A civilização moderna expõe o homem a traumatismos cranianos, causados por acidentes dos mais variados tipos. Os traumatismos do osso temporal podem acarretar problemas na cadeia ossicular, quase sempre corrigíveis, além de lesões cocleares e vestibulares, em geral irreversíveis, de grau variável. A maioria das vertigens de origem traumática se compensa ao longo do tempo, mas às vezes elas exigem tratamento cirúrgico. Os danos aos ouvidos são mais graves. A surdez total por fratura do rochedo ocorre, infelizmente, com certa freqüência.

Trauma acústico

Nossa civilização também aumentou enormemente a presença de ruídos de alta intensidade, produzidos por máquinas industriais, automóveis e caminhões, trens, aeroplanos etc. Atualmente, possuímos dados numéricos bastante precisos para avaliar os ruídos suportáveis para os ouvidos humanos, bem como normas internacionais muito rígidas sobre o ruído industrial. Infelizmente, porém, nem sempre essas normas são respeitadas. Não existe tratamento para a surdez por ruído; a prevenção é a única forma de lidar com o problema.

Uma menção especial deve ser feita à música. Os músicos que participam de conjuntos com instrumentos providos de amplificação eletrônica podem sofrer trauma acústico, assim como aqueles que tocam instrumentos de corda nas orquestras sinfônicas, por sentarem-se muito próximos, em frente aos metais (trompas, tubas, cornetas, clarins, trompetes etc.) e às madeiras (fagotes, oboés, cornes-ingleses etc.).

Existem, também, problemas relacionados com a exposição súbita a ruídos muito intensos, como explosões, fogos de artifício etc. Como o traumatismo acústico do tipo agudo produz alterações microvasculares que dificultam a cura das lesões das células ciliadas parcialmente lesadas, as pessoas expostas a esses ruídos necessitam de tratamento vasodilatador intenso, com urgência, geralmente em hospital, para minimizar os efeitos do ruído.

Alguns pacientes sofrem de trauma acústico do tipo agudo de forma repetitiva. É o que acontece com os caçadores, ou com os praticantes de tiro ao alvo.

Ocasionalmente, vemos causas curiosas de trauma acústico, como um beijo no ouvido, que às vezes produz sérias conseqüências.

Doença de Menière

Nessa doença, tanto a cóclea quanto a área de equilíbrio do ouvido interno são atingidas. O paciente não só apresenta surdez, mas também sintomas labirínticos – vertigens.

Prosper Menière, um ilustre médico francês do século XIX, teve o grande mérito de descobrir que as *vertigens* – episódios nos quais a pessoa vê o mundo girar à sua volta – originam-se do labirinto. Os grandes neurologistas franceses de sua época acreditavam que se tratava de uma doença neurológica.

Menière foi contemporâneo de um grande neurofisiologista, também francês, Jean Pierre Flourens, cujos trabalhos experimentais sobre o labirinto do pombo ele conhecia bem. Por isso, ao realizar uma autópsia numa mulher que pouco antes de morrer tivera uma intensa crise vertiginosa, ele deu particular atenção aos labirintos e observou que estavam alterados. Em 1861, Menière publicou suas observações de que as vertigens não eram doenças do sistema nervoso central; provinham, sim, do labirinto.

Nos dias de hoje, as vertigens são chamadas popularmente de *labirintites*, mas naquele tempo tudo era bem diferente. Os neurologistas desfecharam violentos ataques contra Menière, que publicou mais quatro trabalhos científicos para se defender. A polêmica só não se prolongou por conta de seu falecimento, em 1862. O tempo veio provar que ele estava certo e que a grande escola francesa de neurologia, equivocada. Por essa razão, a doença que ele descreveu, caracterizada por perda auditiva flutuante, crises vertiginosas recidivantes e zumbidos variáveis, continua sendo designada pelo seu nome.

Embora a doença seja benigna na grande maioria das vezes, há casos em que as vertigens são muito violentas e severamente incapacitantes, e a perda auditiva chega às vezes a acarretar surdez profunda. A perda auditiva costuma ser flutuante, piorando durante as crises de vertigem, que se repetem aleatoriamente. Quase sempre o paciente se sente perfeitamente bem entre as crises. Os zumbidos aumentam em proporção ao grau da perda auditiva.

Sabemos hoje que Vincent van Gogh sofria da Doença de Menière. Seu ato insólito de cortar a orelha ocorreu após uma crise extremamente violenta de surdez e vertigem.

Esse grande pintor holandês, que viveu de 1853 a 1890, mudou-se para a França em 1886. Sua estada naquele país ocorreu, portanto, após a morte de Menière. Mesmo assim, os médicos que cuidaram dele o diagnosticaram como epiléptico, internando-o em vários hospícios – períodos que ele aproveitou para pintar lindos quadros. Seu diagnóstico verdadeiro só foi estabelecido por um otologista americano, o dr. I. Kaufman Arenberg, em 1990, com uma cuidadosa pesquisa envolvendo numerosos documentos sobre a vida do pintor.

Em 1938, descobriu-se que a Doença de Menière é causada por um acúmulo excessivo da endolinfa. Nos casos mais graves da enfermidade, pode-se drenar o saco endolinfático, estrutura do ouvido interno que funciona como regulador da pressão da endolinfa, a fim de evitar o acúmulo do líquido. Ou ainda seccionar os nervos labirínticos, para que o paciente não mais sinta tonturas.

Surdez súbita

Na imensa maioria das vezes, as perdas auditivas são progressivas. A progressão pode ser lenta (como em grande parte das perdas genéticas, metabólicas e vasculares) ou rápida (como nas vasculites luéticas e auto-imunes).

Mas há ocasiões em que as pessoas são acometidas de *surdez súbita*. Ela pode surgir ao longo do dia ou ser percebida pela manhã, ao acordar. Às vezes vem acompanhada de vertigens.

As causas são diversas. Muitos casos resultam de vírus, como o da caxumba e do sarampo, e podem acometer crianças – às vezes passam despercebidos no momento em que ocorrem, sendo descobertos mais tarde. A surdez súbita por vírus é irreversível.

Outras vezes, a surdez é causada por acidentes vasculares envolvendo artérias do ouvido interno, que acometem pessoas na faixa de risco para afecções vasculares. Aparece também por conta de fístulas perilinfáticas e, mais raramente, por formas neurológicas de sífilis e por esclerose múltipla. Como veremos no próximo tópico, pode ocorrer, ainda, em tumores do nervo acústico.

A surdez súbita se trata de uma emergência médica, pois é muito importante estabelecer o diagnóstico e orientar, precocemente, o melhor tratamento.

Tumores do nervo acústico

Um dos mais freqüentes tumores cerebrais, o *schwannoma* vestibular é um tumor benigno que se origina de células da bainha do nervo acústico. A bainha que reveste as fibras nervosas tem o nome de bainha de *Schwann*, em homenagem a seu descobridor, Theodor Schwann, um cientista alemão do século XIX – daí a designação schwannoma. Antigamente, esses tumores eram denominados *neurinomas*. O termo "vestibular" se refere ao fato de que o tumor se origina da bainha de um dos nervos vestibulares, quase sempre o superior. O nervo coclear não participa do desenvolvimento do tumor, mas passa a ser comprimido por ele, constituindo a causa da perda auditiva presente nesses pacientes. Alguns têm vertigens, mas elas são raras porque o lento crescimento do tumor faz que o distúrbio labiríntico se compense espontaneamente. Muitos, porém, sofrem de instabilidade e desequilíbrio.

Os embriologistas nos ensinam que a bainha do nervo acústico tem dupla origem. Uma parte deriva do sistema nervoso central, em direção ao ouvido; e a outra deriva do ouvido interno, em direção ao tronco encefálico. Os tumores surgem no ponto em que essas duas partes da bainha se soldam. A maioria das pessoas dispõe de um gene que impede o aparecimento desses tumores; as que não o possuem são as que vão apresentá-los.

Nos casos em que o ponto de encontro das bainhas ocorre muito próximo da cóclea, o tumor começa rapidamente a causar perda auditiva. Apesar de se tratar de um tumor de crescimento lento, a perda da audição já é percebida após um tempo de evolução de cerca de um ano.

Na maioria das vezes, porém, o ponto de encontro se dá no meato acústico interno, situação em que a perda auditiva surge apenas cerca de três ou mais anos após o início do crescimento do tumor.

Há episódios, menos freqüentes, nos quais o ponto de encontro ocorre na cisterna do ângulo pontocerebelar, ou seja, fora do osso temporal. Esses tumores podem ser muito traiçoeiros, alcançando grandes dimensões sem causar distúrbios labirínticos ou surdez. Nesses casos, o diagnóstico muitas vezes só é realizado quando surgem sintomas neurológicos de compressão do tronco encefálico, que costumam aparecer aproximadamente dez anos após o início da doença.

Quase sempre a suspeita diagnóstica deriva da presença de surdez neurossensorial unilateral, ou de zumbido unilateral. Embora também seja progressiva em praticamente todas as vezes, a surdez pode ser também súbita. Em cada dez pessoas com surdez neurossensorial unilateral, uma apresenta um tumor do acústico.

Não há nenhuma relação entre o grau de surdez e o tamanho do tumor, e também não existem sinais audiológicos típicos. O diagnóstico depende da necessidade de alto grau de suspeita por parte do otorrinolaringologista. Sempre que houver a possibilidade de tumor, ele deve solicitar uma ressonância magnética dos ossos temporais, realizada com contraste paramagnético. O exame normal descarta a possibilidade de tumor.

Uma vez constatada a presença do tumor, cabe ao médico escolher a melhor conduta para cada paciente. Em pessoas idosas com tumores pequenos, o melhor é acompanhar o crescimento da lesão, por meio de ressonância magnética. Alguns crescem muito lentamente e não precisam ser operados. Em pessoas jovens, o tumor precisa ser removido cirurgicamente. Existem diversas técnicas cirúrgicas em uso, indicadas levando-se em conta, principalmente, o tamanho do tumor e o grau de audição residual do paciente. Muitos perdem a audição com a remoção do tumor.

Em algumas circunstâncias, utilizam-se modalidades especiais de radioterapia (radiocirurgia, *gamma-knife* ou radioterapia estereotáctica) em vez de cirurgia. Essas técnicas impedem o tumor de crescer e são particularmente indicadas em pacientes com problemas de saúde que aumentam o risco cirúrgico.

No caso da doença genética neurofibromatose tipo II, desenvolvem-se tumores em ambos os nervos acústicos e por vezes outros tumores cerebrais, ou na coluna vertebral, geralmente meningiomas. Os tumores do nervo acústico são considerados schwannomas, mas no microscópio eletrônico é possível verificar que diferem dos schwannomas comuns.

Essa é uma doença grave. A conduta atual consiste em operar o maior dos tumores e somente operar o segundo quando o paciente não tiver mais audição. Às vezes realizam-se cirurgias descompressivas, sem remover o tumor, para preservar ao máximo a audição no lado do tumor menor.

Nos casos de surdez total bilateral causada por neurofibromatose tipo II, indica-se o implante de tronco encefálico, uma modificação do implante coclear em que os elétrodos são colocados na área auditiva do tronco encefálico, e não na cóclea.

Além dos schwannomas, os ossos temporais podem apresentar outros tipos de tumores. Os carcinomas são relativamente raros. Um que costumamos ver com mais freqüência é o tumor glômico, que se origina de pequenos corpúsculos – o *glomus tympanicus* e o *glomus jugulare* –, sensores da oxigenação do sangue. Esses corpúsculos foram descobertos por um otologista da Universidade de Johns Hopkins, o dr. Stacey Guild, e os tumores deles derivados foram descritos após um breve intervalo de dois anos. O tumor do *glomus tympanicus* é pequeno, localizado na cavidade timpânica; o do *glomus jugulare* é grande e muito invasivo. Ambos são altamente vascularizados e podem causar surdez.

A SURDEZ NEUROSSENSORIAL UNILATERAL

No capítulo "Os níveis de audição e a leitura da fala", mencionamos alguns dos problemas relacionados com diferenças de audição nos dois ouvidos. As diferenças de 30 dB ou mais entre os ouvidos fazem que utilizemos socialmente apenas o ouvido melhor.

Muitas das causas de surdez neurossensorial produzem perdas assimétricas. Quando a diferença entre os ouvidos não é muito grande, pode ser compensada com a adaptação binaural de aparelhos de surdez. Nos casos de surdez unilateral profunda, contudo, o aparelho de surdez convencional não oferece nenhum auxílio. É importante lembrar que a surdez neurossensorial unilateral de origem viral pode ocorrer em crianças, que às vezes têm problemas escolares causados pela dificuldade de localização auditiva. O comportamento social auditivo dessas crianças varia muito; algumas praticamente não sentem conseqüências de sua surdez, enquanto outras apresentam dificuldades de aprendizado. Cada uma delas precisa ser cuidadosamente avaliada.

A SURDEZ CENTRAL

Podemos ter problemas auditivos relacionados com a área auditiva central, mas raramente os limiares auditivos são muito afetados. Um sério problema é a *neuropatia auditiva*, que dificulta enormemente a aquisição de linguagem. Um problema mais freqüente, porém menos grave, é o *distúrbio de processamento auditivo*, o qual, embora dificulte o aprendizado escolar, não traz problemas de comunicação.

>> <<

Nem todos os tipos de surdez foram mencionados neste capítulo. Procurei, na verdade, citar os que considero mais importantes e mais freqüentes.

Devo mencionar o fato de que muitos dentistas acreditam que transtornos das articulações da mandíbula, denominadas *articulações temporomandibulares* (ATMs), podem causar surdez. Essa crença adveio do trabalho original de um otorrinolaringologista, o dr. James Costen, realizado na década de 1930, quando os audiômetros ainda não existiam. Posteriormente ele escreveu outros trabalhos mostrando que as alterações da ATM não causavam surdez, porém esse material nunca é citado na literatura odontológica. Na verdade, os distúrbios da ATM podem provocar dores, por vezes muito intensas, mas não causam nem surdez nem vertigens.

É importante assinalar que a conservação da audição está intimamente ligada à saúde geral das pessoas. Fazer audiometrias periódicas é uma forma de preservar a audição e, ao mesmo tempo, diagnosticar precocemente muitas doenças gerais, sobretudo vasculares e metabólicas.

A SURDEZ NA INFÂNCIA

As informações que possuímos a respeito das pessoas com surdez pré-lingual, seja congênita seja adquirida, ao longo da História, são muito fragmentadas. Até há muito pouco tempo eram denominados *surdos-mudos*; parece ter sido difícil, no passado, compreender que a mudez era apenas uma conseqüência da dificuldade de adquirir linguagem. Em inglês, a expressão utilizada era ainda mais agressiva: *deaf and dumb*, que podemos traduzir como "surdo e bobo".

A Bíblia nos diz que os surdos devem ser respeitados, mas o Talmude, grande código de leis do judaísmo, classifica os surdos em conjunto com os deficientes mentais e as crianças, bem como o fez o cristianismo ao longo da Idade Média, afirmando até que os surdos não teriam direito à salvação. Há comentários de Aristóteles (384-322 a.C.) e de Plínio, o Antigo (23-79 d.C.), sugerindo alguma relação entre a surdez e a deficiência intelectual, embora nenhum deles tenha elaborado essa relação. As leis romanas consideravam os surdos como mentalmente incompetentes e os impossibilitavam de exercer os direitos e deveres dos cidadãos romanos.

Essa visão da população surda, que hoje simplesmente nos assusta, perdurou até o século XVI. Um médico italiano, Girolamo Cardano (1501-1576), de Pádua, afirmou categoricamente que os surdos eram capazes de aprender símbolos, ou grupos de símbolos, associando-os a objetos. Até hoje, a educação dos surdos repousa sobre esse conceito básico da associação dos símbolos com a experiência. Mas a maior contribuição de Cardano foi sua veemente rejeição do conceito de que os surdos não podiam ser educados. A época era propícia: o Renascimento trouxe um interesse especial pela educação, e a idéia de educar os surdos gradativamente se disseminou.

Um monge espanhol, frei Pedro Ponce de León (1520-1584), começou a educar surdos em um convento de Valladolid em 1555. Ainda na Espanha, em 1620, surgiu o primeiro livro sobre a educação de surdos, escrito por Juan de Pablo Bonet (1573-1633). Seus discípulos aprendiam articulação e linguagem, suplementados por um alfabeto manual e linguagem de sinais.

Em total contraste com as opiniões que se estenderam ao longo da Idade Média, estas são as palavras encontradas no livro *Didascalocophus*, publicado por George Dalgarno (1626-1687) na Inglaterra em 1680: "As pessoas surdas são iguais, no que diz respeito às capacidades de apreensão e memória, não apenas aos cegos, mas também àqueles que possuem todos os sentidos".

Duas pessoas, contudo, têm o grande mérito de ser os mais importantes protagonistas da educação dos surdos: o Abade Charles Michel de l'Épée (1712-1789), que fundou a primeira escola de surdos de Paris, em 1775; e Samuel Heinicke (1727-1790), fundador da primeira escola de surdos da Alemanha, na cidade de Leipzig em 1777, que continua em pleno funcionamento até hoje.

O Abade l'Épée e Heinicke discordavam a respeito dos méritos da linguagem dos sinais e da educação oral em suas escolas. Heinicke era um veemente defensor do método oral e escreveu extensamente sobre as vantagens da fala e da leitura da fala, enquanto l'Epée preferia a linguagem dos sinais. A influência desses dois grandes mestres foi tão significativa que ainda hoje persiste, em muitos países, inclusive no Brasil, a controvérsia com relação a esses dois métodos educacionais.

A LINGUAGEM GESTUAL

O argumento básico dos proponentes da linguagem dos sinais é a dificuldade dos surdos de adquirir um vocabulário rico, semelhante ao das pessoas que nascem com audição normal. Assim, poucos teriam a possibilidade de se integrar totalmente no mundo da conversação normal. Por sua vez, vivendo em uma comunidade de surdos, comunicando-se por gestos e sinais, eles se sentem totalmente integrados entre seus pares. Sabemos hoje que a linguagem de sinais é efetivamente uma língua, na qual as comunidades de surdos baseiam uma cultura toda especial. O fato de eles se sentirem bem ao lado de pessoas com características semelhantes faz que muitos rapazes surdos se casem com moças surdas, aumentando a probabilidade genética de terem filhos também surdos.

O Brasil possui uma linguagem de sinais oficial, a Linguagem Brasileira de Sinais (Libras), e muitas escolas que a ensinam.

O MÉTODO ORAL

O argumento dos defensores da educação oral fundamenta-se no fato de que a maioria da população é incapaz de utilizar a linguagem de sinais e de que, por isso, os surdos que aprendem a falar e ler os lábios têm melhores oportunidades sociais e de trabalho que os membros da comunidade dos surdos.

Ao longo dos últimos cinqüenta anos, os proponentes da educação oral passaram a recomendar às crianças o uso de aparelhos de surdez, a fim de utilizar os restos auditivos que quase todos os surdos possuem, como uma ajuda na aquisição da linguagem. E surgiu a percepção de que, quanto mais cedo começarmos a educar uma criança surda, melhor será o vocabulário que ela poderá obter. No momento, existem grandes esforços para diagnosticar a surdez na infância o mais precocemente possível. Já há testes, nas maternidades, destinados a verificar se as crianças estão com audição normal ao nascer, e os pediatras têm sido orientados (embora nem sempre o façam) a solicitar testes em crianças pequenas sempre que desconfiarem de surdez. Crianças muito pequenas freqüentemente começam a usar aparelhos de surdez e os implantes cocleares, que serão discutidos detalhadamente no próximo capítulo. Estes ainda oferecem mais oportunidades aos surdos que optam pela educação oral.

No Brasil há, também, grande número de escolas que utilizam o método oral.

A COMUNICAÇÃO TOTAL

Alguns educadores tiveram a idéia de utilizar em conjunto elementos da linguagem oral e gestual, criando a *comunicação total*. Em geral, as crianças educadas por este método apresentam vocabulário mais pobre do que as educadas pelo método oral.

AS CONTROVÉRSIAS EDUCACIONAIS

As controvérsias entre as duas posições, contudo, nem sempre se mantiveram no patamar da discussão intelectual. A National

Association for the Deaf (NAD), organização norte-americana de grande importância na educação dos surdos daquele país, em 1991 acusou as organizações médicas de "conspirar para causar um genocídio". Essa frase foi atribuída (embora não se tenha 100% de certeza) a Haron Lane, um líder da NAD que em 1992 publicou o livro *The mask of benevolence* [a máscara da benevolência], um violento ataque contra os implantes cocleares. Para ele, "a surdez é uma *diferença*, e não uma *incapacidade*; uma *cultura*, e não uma *deficiência*" (grifos do original). Ainda segundo Lane, "uma tentativa cirúrgica de fazer uma criança surda ouvir é tão imoral quanto a idéia de tingir de branco uma criança negra, ou fazer homossexuais deixarem de ser homossexuais".

No ano 2000, surgiu um documentário de cinema sobre essa controvérsia educacional, adequadamente intitulado *Sound and the fury* [o som e a fúria], dirigido por Josh Aronson. O filme conta a história um homem surdo, Peter Artinian, que se comunica pela linguagem de sinais; sua esposa, Nita, também surda; seu irmão e sua cunhada, ambos ouvintes, mas pais de um filho surdo. Abre-se então uma discussão a respeito da realização de um implante nessa criança e no filho de Peter, que também nascera surdo. Os quatro conhecem a linguagem de sinais e o debate é intenso, envolvendo, na verdade, não apenas o futuro das crianças, mas também o futuro da própria comunidade de surdos.

"Se alguém me mandar tomar um comprimido que me faça ouvir, eu não tomarei. Eu quero ser surdo", diz Peter Artinian, o irmão com surdez. Mas seu pai, que é ouvinte, lhe fala suavemente: "Se eu não o conhecesse bem, diria que é um pai cruel, pois tem a oportunidade de corrigir uma deficiência e não o quer fazer. Você quer impedir a cura da surdez de seu filho apenas porque você, pessoalmente, quer que seu filho continue surdo. Isto é errado!"

O que o filme não mostra é o que veio a acontecer com a família Artinian. Os dois meninos receberam implantes em 2002, e poucos meses mais tarde a esposa de Peter foi também implantada. Isso reflete, de certa forma, o que está sucedendo na comunidade de surdos.

No ano 2000, a National Association for the Deaf emitiu o seguinte comunicado aos pais de crianças surdas:

> *A NAD reconhece o direito dos pais de se informarem a respeito das possibilidades disponíveis para seus filhos surdos e respeita sua eventual opção pelos implantes cocleares.*

Essa declaração indica uma grande mudança com relação ao conceito de "genocídio cultural" emitido em 1991. A NAD não recomenda implantes, mas já não existe a rejeição veemente dos anos anteriores. De alguma forma, os surdos começam a perceber que os implantes realmente podem integrá-los na sociedade – de maneira diferente dos aparelhos de surdez, que muitas vezes apenas colocam-nos à margem da sociedade de ouvintes.

O problema não se limita aos Estados Unidos. Em Paris, a comunidade de surdos realizou uma passeata diante do centro em que se realizava um congresso sobre implantes, com faixas agressivas. Em Manchester, na Inglaterra, um encontro semelhante precisou ser interrompido depois que um telefonema anônimo comunicou a presença de uma bomba no interior do centro de convenções.

Em São Paulo, algumas crianças implantadas foram acusadas por outras crianças surdas de ter "cometido um pecado".

É interessante observar a opinião de Michael Chorost, professor universitário americano, sobre o impacto dos implantes na comunidade de surdos. Chorost nasceu com surdez congênita, causada pela rubéola que sua mãe teve no início da gravidez. Um de seus ouvidos apresentava surdez profunda, mas, como no outro havia restos auditivos aproveitáveis, ele foi educado usando aparelhos de surdez em ambos os ouvidos. O aparelho no ouvido surdo apenas o ajudava a localizar alguns sons.

Certo dia, durante uma viagem, seu ouvido melhor subitamente deixou de ouvir. Poucos meses depois, ele recebeu um implante e resolveu escrever um livro contando suas experiências.

Para ele, a linguagem de sinais vai gradativamente desaparecer e, com ela, a enorme cultura da comunidade de surdos. Embora as estatísticas mostrem que, nos Estados Unidos, essa comunidade está diminuindo, ela ainda persistirá durante muitos anos. Os implantes são dispendiosos e, em todos os países do mundo, nem todas as pessoas com indicação conseguem ser implantadas. No Brasil, temos diversos programas de implantes cocleares, mas são insuficientes para atender à demanda, formando-se, em cada um dos centros, uma longa fila de candidatos.

Minha formação otológica se deu em Saint Louis, no estado de Missouri, onde passei algum tempo no Central Institute for the Deaf (CID), a primeira escola oral dos Estados Unidos.

O CID foi fundado em 1914 por Max Goldstein, um otorrinolaringologista que nasceu em Saint Louis e lá fez seu curso de medicina. Em 1893, ele viajou para Viena, a fim de aperfeiçoar seus conhecimentos com um dos gênios da otologia, o dr. Adam Politzer. Ainda em Viena, Goldstein se interessou pelo trabalho do professor Victor Urbantschitsch, que se dedicava à educação de crianças com surdez congênita. Ao regressar aos Estados Unidos, tentou, em vão, persuadir os educadores de surdos do país a utilizar o método oral. Como seus esforços foram inúteis, Goldstein resolveu criar sua própria escola.

Em 1932, o CID ganhou um centro de pesquisas, dirigido inicialmente pelo neurofisiologista espanhol Rafael Lorente de Nó e mais tarde por Hallowell Davis. Goldstein morreu em 1941, mas teve valorosos seguidores. Em 1955, foi construído um novo instituto de pesquisas, com amplos laboratórios de audiologia e psicoacústica, neurofisiologia e eletrônica. Até hoje a escola é um dos importantes baluartes da educação oral nos Estados Unidos.

Esta minha formação ligada à educação oral talvez tenha contribuído para meu grande interesse pelos implantes cocleares, desde o seu início. Mas precisamos ser realistas. Todas as formas de educar crianças surdas são válidas; o que precisamos evitar a todo o custo é que elas não recebam nenhuma educação.

UM CONSELHO AOS PAIS

Se você desconfia de que seu filho ou filha não ouve bem, procure um otorrinolaringologista. Infelizmente, muitos pediatras acabam não diagnosticando uma perda auditiva; freqüentemente tranqüilizam os pais, afirmando que sua desconfiança é apenas uma crise de insegurança, e *muitas vezes deixam de pedir testes*. O diagnóstico precoce é fundamental, para que a educação comece o mais cedo possível.

Se você estiver grávida, peça para fazerem na maternidade a *triagem auditiva neonatal* logo que seu filho ou filha nascer.

ZUMBIDOS

Capítulo 8

Zumbidos são sensações sonoras que sentimos nos ouvidos e não correspondem a ondas sonoras do ambiente em que nos encontramos. São sons gerados pelo próprio sistema auditivo ou originários de estruturas vizinhas. São também designados pela palavra latina *tinnitus*.

Existem dois tipos de zumbidos: os *objetivos* e os *subjetivos*.

ZUMBIDOS OBJETIVOS

Os zumbidos objetivos são ruídos de alguma forma audíveis ou que podem ser registrados pelos instrumentos de avaliação auditiva.

Alguns resultam de tremores musculares, que são contrações rítmicas. Os mais desconfortáveis são os que se originam do músculo tensor do tímpano e do músculo estapédio – músculos ligados à cadeia ossicular. Ao aproximar um dos ouvidos ao do paciente, é possível ouvir facilmente esse ruído que lembra o bater das asas de uma borboleta, ou um ruído semelhante ao de quando se dá corda num relógio de pulso antigo, não elétrico. Esses músculos possuem uma inervação que mantém relação com a do véu do paladar, por isso certas vezes podemos observar tremores no palato mole, síncronos com o ruído do ouvido.

Alguns pacientes apresentam esses ruídos de forma intermitente, com duração de apenas curtos espaços de tempo, os quais não chegam a incomodar. Outros os têm de forma contínua, o que é muito difícil de suportar. O tratamento consiste em ministrar doses pequenas de toxina botulínica ou dos medicamentos utilizados para tratar o Mal de Parkinson. Às vezes é necessário seccionar o músculo que apresenta as contrações.

Há também zumbidos de origem vascular, quase sempre síncronos com a pulsação. Existem circunstâncias em que pessoas normais ouvem pulsações nos ouvidos, mas esse é um fenômeno ocasional, geralmente relacionado com um episódio de taquicardia. Essa percepção da pulsação, no entanto, torna-se muito intensa nos casos de hipertensão arterial, malformações vasculares, fístulas arteriovenosas ou tumores glômicos. Tais circunstâncias precisam ser diagnosticadas a fim de receber o tratamento específico. Alguns zumbidos desse tipo melhoram com determinados medicamentos.

Um fenômeno extremamente desconfortável é a *síndrome da tuba aberta*, que ocorre sobretudo nas pessoas que perdem peso muito rapidamente. A tuba auditiva, canal que une o ouvido médio à porção posterior do nariz, encontra-se geralmente fechada. Ela se abre sempre que engolimos ou forçamos ar em seu interior, soprando com o nariz e a boca fechados. Quando ela fica permanentemente aberta, ouvimos a própria respiração de forma muito alta e incômoda. Se possível, o paciente deve ser orientado a ganhar um pouco de peso. Também se podem inserir tubos de ventilação timpânica, que impedem o aumento da pressão na cavidade timpânica, reduzindo o desconforto.

Como se nota, os zumbidos objetivos podem ser eliminados ou reduzidos por meio de tratamentos médicos ou cirúrgicos em praticamente todos os casos.

ZUMBIDOS SUBJETIVOS

Estes ruídos são gerados quase sempre em alguma área do ouvido interno e percebidos unicamente pelo paciente.

Cerca de 15% das pessoas apresentam zumbidos constantes ou intermitentes. Destas, a grande maioria (cerca de 80%) não refere qualquer tipo de desconforto. Para os outros 20%, contudo, os zumbidos causam desconforto significativo. Metade deles apresenta depressão e 40% têm insônia. Em torno de 20% deste grupo (cerca de 0,75% da população geral), há uma redução apreciável da qualidade de vida.

Os zumbidos subjetivos não são uma doença, e sim um sintoma de algum transtorno no sistema auditivo. Os pacientes com zumbidos subjetivos precisam ser cuidadosamente estudados do ponto de vista otológico e audiológico a fim de verificar sua origem. Zumbidos unilaterais, por exemplo, podem ser o primeiro sinal de um tumor do nervo acústico. A otosclerose produz zumbidos que melhoram enormemente com o tratamento cirúrgico.

Uma vez que se tenha certeza de que o zumbido não é causado por alguma enfermidade que precise de tratamento, é necessário orientar o paciente quanto às possibilidades de tratamento sintomático.

É importante lembrar que não existem medicamentos específicos para os zumbidos e as tentativas de automedicação freqüentemente agravam o problema em vez de ajudar a aliviá-lo.

Os tratamentos disponíveis são os seguintes:

Anticonvulsivantes

Pequenas doses de medicamentos utilizados a fim de impedir as crises epilépticas muitas vezes contribuem para reduzir a intensidade dos zumbidos. Essas pequenas doses são praticamente isentas de efeitos colaterais.

Vasodilatadores

Nas pessoas que têm zumbidos associados a perdas auditivas neurossensoriais de origem vascular, os vasodilatadores e antiagregantes plaquetários podem ser muito úteis.

Mudança de ambiente de trabalho

Nos zumbidos relacionados com trauma acústico ou surdez ocupacional, ao colocarmos o paciente em um novo ambiente de trabalho, com menos ruído, sua perda auditiva induzida por ruído deixa de progredir e muitas vezes o zumbido melhora gradativamente.

Antidepressivos

Já vimos que, nas pessoas com depressão, os zumbidos costumam ser mais intensos; para esses pacientes, os antidepressivos podem ajudar muito.

Tranqüilizantes ou indutores do sono

Quase sempre o zumbido se torna mais intenso na hora de dormir, principalmente em virtude do ambiente silencioso do quarto. Isso faz que muitas pessoas tenham dificuldade para dormir, ficando progressivamente cansadas – situação que contribui para agravar ainda mais o zumbido. Nesses casos, os tranqüilizantes e os indutores do sono podem ajudar, embora não atuem sobre os zumbidos.

Ruídos

Um fenômeno curioso em relação aos zumbidos é o fato de que incomodam muito mais do que sons externos semelhantes. Dormir à beira do mar, por exemplo, é extremamente agradável. E dormir com aparelhos de ar condicionado ou ventiladores ligados é algo que também fazemos com facilidade. Por isso algumas pessoas que sofrem de zumbidos procuram dormir ouvindo música, com a televisão ligada, condicionadores de ar ou ventiladores ligados, tentando mascarar seus zumbidos.

O melhor som para mascarar o zumbido é o ruído branco, a mistura de sons de todas as freqüências. A forma mais simples de obtê-lo é usar um rádio-relógio, sintonizando-o no intervalo entre duas estações de FM. Deve-se ajustar o volume de forma que fique apenas um pouco mais alto que o zumbido. Na imensa maioria das pessoas com zumbido, esse volume é bastante baixo, não incomodando o companheiro de quarto.

Mascaradores

Jack Vernon, em 1973, teve a idéia de modificar aparelhos de surdez para que produzissem ruídos semelhantes aos zumbidos de seus pacientes. Assim surgiram os mascaradores, que foram extensamente utilizados durante algum tempo. Vernon descobriu um fenômeno interessante, o efeito de inibição do zumbido. Ao remover o mascarador após tê-lo usado várias horas, o paciente observa que o zumbido desaparece por algum tempo. Esse fenômeno permite ao paciente ir dormir sem o zumbido.

Infelizmente, o conforto trazido pelos mascaradores não é de longa duração e a maioria dos pacientes os abandona passados alguns meses de uso.

Aparelhos para surdez

Nas pessoas com perdas neurossensoriais, muitas vezes o uso de aparelhos de surdez atenua o zumbido, por amplificar sons que vão contribuir para mascará-lo.

TRT (*tinnitus retraining therapy*)

Um grande progresso na compreensão dos mecanismos dos zumbidos resultou do trabalho do neurofisiologista Pawel Jastreboff.

Estudos dos mecanismos centrais da audição mostram que algumas fibras nervosas se relacionam exclusivamente com os mecanismos de atenção e alarme. Jastreboff constatou que os zumbidos que mais incomodam as pessoas são aqueles que, por meio de um mecanismo de reflexo condicionado, se incluíram no sistema de alarme. Essa inclusão envolve uma reorganização do córtex cerebral auditivo que impede a pessoa de deixar de prestar atenção ao zumbido. Para esses indivíduos, ele estabeleceu um plano de tratamento que se inicia explicando cuidadosamente ao paciente a natureza do zumbido e depois adapta pequenos geradores de ruídos a seus ouvidos. O paciente usa esses aparelhos durante várias horas ao dia, por um período de dez a doze meses. Embora tenham o aspecto de aparelhos de surdez retroauriculares, esses geradores não possuem microfones – na verdade, não são capazes de amplificar sons –, apenas produzem sons destinados a *habituar* o sistema nervoso central, que os ignora, como já vimos que acontece com ruídos externos constantes, a exemplo de ventiladores e condicionadores de ar. Uma reorganização gradativa do sistema nervoso central auditivo começa a se processar, gerada pelo fenômeno da *habituação* ao zumbido. Este é o tratamento mais utilizado nos casos refratários aos medicamentos, com cerca de 80% de bons resultados.

Estimulação elétrica

Jean-Marie Aran, um dos neurofisiologistas responsáveis por desenvolver a eletrococleografia (ECochG), realizou diversas experiências mostrando que a estimulação elétrica reduz significativamente os zumbidos. Daí a utilização de implantes cocleares em pessoas com zumbidos socialmente incapacitantes em ouvidos com pouca ou nenhuma audição.

No momento, estão em investigação alguns implantes de um só elétrodo, ideais para o tratamento dos zumbidos.

SE VOCÊ TEM ZUMBIDOS

Nesse caso, certamente algum amigo, ou mesmo um médico, vai lhe dizer que seu problema não tem cura. Isso não é verdade. O que você precisa fazer é procurar um médico que o escute com toda a atenção e o examine com o máximo de cuidado. Tenha a certeza de que existem muitos otorrinolaringologistas que preenchem esses requisitos. Eles poderão ajudá-lo.

Aparelhos de Surdez

A expressão "aparelho de surdez" é uma designação popular. Do ponto de vista científico, trata-se de *próteses auditivas*. Uma *prótese* é algo que se acrescenta para completar ou substituir uma parte do organismo. Óculos, muletas e cadeiras de rodas são exemplos de próteses. As muletas e as cadeiras de rodas podem, muitas vezes, ser usadas temporariamente durante um processo de cura, casos em que são denominadas *órteses*.

É comum, também, a expressão "aparelho de amplificação sonora individual", ou AASI, embora os aparelhos de surdez atuais sejam muito mais do que simples sistemas de amplificação sonora.

Um grande problema que afeta enormemente a população com surdez neurossensorial é o fato de que *a maioria das pessoas tem vergonha de usar aparelhos de surdez*. As razões apresentadas são as mais diversas: "*Aparece muito*", "*vão dizer que sou velho*", "*vou ser estigmatizado*" etc.

Só que muitas dessas pessoas usam óculos, sem se preocupar com o fato de eles aparecerem. E, da mesma forma que vemos gente de todas as idades usarem óculos, há um predomínio de seu emprego em pessoas mais velhas. Mas nunca vi alguém deixar de usar óculos para não parecer velho. Além disso, como diz o meu amigo Kenneth Brookler, otologista de Nova York, "a surdez aparece mais do que o aparelho de surdez".

Ainda no que diz respeito ao problema "aparecer", hoje em dia vemos várias pessoas usando fones para ouvir música (*walkman*, aparelhos de MP3 etc.) ou receptores *bluetooth* sem nenhuma vergonha.

Muito provavelmente, o que as pessoas com problemas de audição realmente têm é vergonha de sua própria condição. Algo totalmente absurdo, pois ninguém tem culpa de apresentar algum problema de saúde. Entretanto, existe um componente social sério no que concerne à surdez. Uma pergunta com que deparamos freqüentemente ao não ouvir alguma coisa é: "Você está surdo?" Como se fosse algo voluntário não ouvir alguma coisa ou não ouvir bem. É tão agressivo quanto perguntar: "Você está cego?" ou "Você está aleijado?"

Daí a tendência do deficiente auditivo a se isolar e não buscar auxílio. Mas gradativamente o aparelho de surdez vem sendo mais aceito, não só porque definitivamente melhora a qualidade de vida das pessoas com problemas de audição, mas também porque, nos últimos anos, houve grandes progressos em sua tecnologia.

Nos tempos antigos, os aparelhos de surdez eram mecânicos. Todos já viram desenhos antigos de pessoas usando cornetas ou trompas acústicas (figura 13), que serviam apenas para as pessoas com surdez de transmissão. Às vezes vemos pessoas colocando uma mão sobre a orelha em formato de concha, a qual, embora menos eficiente que a trompa acústica, ajuda a ouvir um pouco melhor.

Quem ouve bem vive melhor • 113

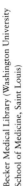
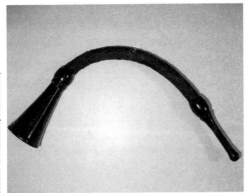

Figura 13 – Trompa acústica

Alexander Graham Bell e Thomas Edison não chegaram a desenvolver aparelhos de surdez, mas foram as invenções desses homens que permitiram o seu desenvolvimento. Não sabemos quem construiu os primeiros aparelhos de surdez eletrônicos, porém vários modelos surgiram ao redor da década de 1930, utilizando os amplificadores de carbono desenvolvidos por Bell e Edison.

Durante muito tempo, os aparelhos de surdez se constituíam de um microfone, um amplificador com ajuste de volume e um ou dois fones (figura 14, página 114). O microfone transforma os sons em correntes elétricas que são amplificadas pelo amplificador e novamente transformadas em sons, agora mais altos, pelo fone. O botão de volume permite ajustar o *ganho*, ou seja, o grau de amplificação desejado. Naturalmente, naquela época todos os componentes do sistema eram muito grandes e todos separados: os fones, ligados por fios à saída do amplificador; e este, também por meio de fios, conectando a dois tipos diferentes de baterias. Aos poucos, as dimensões foram sendo reduzidas: alguns aparelhos de surdez com válvulas chegaram a ser um pouco menores do que um maço de cigarros.

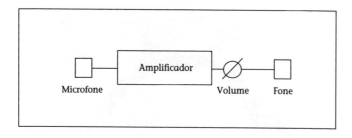

Figura 14 – Esquema dos aparelhos mais simples de surdez analógica

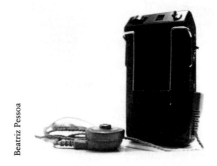

Figura 15 – Aparelho de bolso

O advento dos transistores revolucionou os aparelhos de surdez, cujas dimensões foram sendo progressivamente reduzidas, conforme podemos observar na figura 15, que nos mostra um aparelho *de bolso,* e na figura 16, que nos mostra um antigo aparelho *retroauricular.*

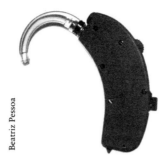

Figura 16 – Antigo aparelho retroauricular

Os primeiros aparelhos retroauriculares tinham um poder de amplificação muito limitado, mas gradativamente adquiriram maior potência, acarretando o desaparecimento dos aparelhos de bolso. Os transistores permitiram, também, os ajustes de tonalidade, além do botão de volume, e filtros especiais para amplificação seletiva de sons agudos em alguns modelos.

O aparelho retroauricular trouxe uma nítida vantagem sobre os de bolso, pelo fato de o microfone passar a ficar na cabeça do paciente, e não mais no corpo – instintivamente fazemos pequenos movimentos com a cabeça para ajustar a fase dos sons que nos interessam, de forma a rejeitar, até certo ponto, os demais.

É muito importante compreendermos o problema da localização do microfone. Em um *show*, por exemplo, o microfone está próximo ao cantor ou ator, por isso são poucos os ruídos do ambiente captados pelo microfone. Mas, quando usamos um aparelho de surdez, o microfone está perto de nós e longe da fonte sonora, captando assim todo o ruído ambiental. É por essa razão que o microfone na cabeça – que facilita o ajuste de posição – funciona de forma mais satisfatória do que o microfone no corpo.

No entanto, apesar do progresso oriundo da redução de seu tamanho, os aparelhos mantiveram durante muitos anos a mesma configuração da apresentada na figura 14. Em outras palavras, tornaram-se menores, mas não melhores. Até o ano de 1955, aproximadamente, as próteses eram quase totalmente destinadas a pessoas com perdas de transmissão.

Dois fatores resultaram na segunda grande revolução dos aparelhos de surdez. Um foi o advento das técnicas cirúrgicas, que se tornaram o tratamento de escolha para a imensa maioria das perdas de transmissão. Essas técnicas obrigaram os fabricantes de próteses auditivas a dedicar mais atenção aos pacientes com perda auditiva neurossensorial.

O advento dos computadores constituiu o segundo fator. Não só a miniaturização continuou a ocorrer de forma cada vez mais acentuada, como também surgiram verdadeiros progressos nos circuitos eletrônicos disponíveis.

Tornou-se possível construir aparelhos em que todos os componentes são incluídos em um molde do meato acústico externo. A figura 17 traz os diversos tipos de aparelhos atualmente disponíveis, bem como sua aparência e posição no meato acústico externo.

Inicialmente surgiram os aparelhos localizados na concha do pavilhão auricular, que receberam a designação ITE (*in the ear* – intra-auricular). Depois vieram aparelhos ainda menores, os ITC (*in the canal* – intra-canal) e os CIC (*completely in canal* – microcanal). Em todos eles, o microfone fica situado no meato acústico, permitindo que as curvas da orelha sejam utilizadas para melhorar a localização dos sons.

Surgiram, também, os aparelhos programáveis, que possibilitavam ajustes muito mais precisos que os anteriormente disponíveis, e mais tarde os aparelhos digitais.

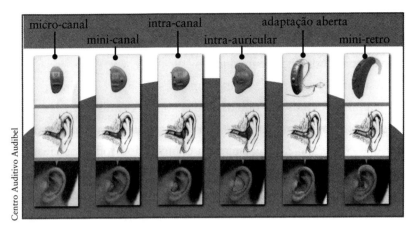

Figura 17 – Os tipos atuais de aparelhos de surdez: micro-canal, mini-canal, intra-canal, intra-auricular, adaptação aberta e mini-retro

A figura 18 nos mostra o esquema de um aparelho programável. O circuito básico (microfone, amplificador e fone) é analógico, ou seja, os sons captados pelo microfone continuam sendo convertidos em ondas elétricas que são amplificadas. Contudo, a primeira etapa de amplificação é conectada a um conversor analógico-digital que transforma essas ondas elétricas em dígitos, que então podem ser ajustados – segundo as necessidades individuais de cada paciente – por um conector que liga o aparelho, por meio de um cabo, a um computador. Os dígitos modificados são então novamente convertidos em ondas analógicas, que o fone transforma em sons.

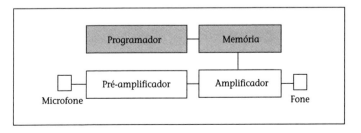

Figura 18 – Esquema de um aparelho de surdez programável. Os módulos brancos são analógicos; os de cor cinza, digitais

Os aparelhos programáveis constituíram uma etapa intermediária, praticamente desaparecendo quando se tornou viável desenvolver aparelhos totalmente digitais.

A figura 19 apresenta o esquema de um aparelho digital de um canal. Podemos ver que as ondas sonoras transformadas em ondas elétricas pelo microfone são imediatamente transformadas em dígitos, os quais recebem, pelo computador, todos os ajustes necessários. Atualmente, além dos aparelhos com um só canal, existem outros com múltiplos canais, que possibilitam adaptações a situações difíceis, como veremos mais adiante.

Tanto os aparelhos programáveis quanto os digitais possuem uma interface que permite conectá-los a um computador e fazer os ajustes necessários para a perfeita adaptação do aparelho ao paciente. Cada aparelho tem, em seu interior, um chip que grava esses ajustes, os quais não podem ser modificados sem conectar novamente o instrumento ao computador (figura 20).

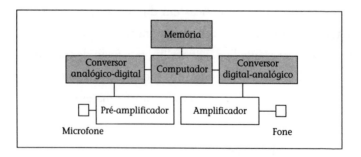

Figura 19 – Esquema de um aparelho digital

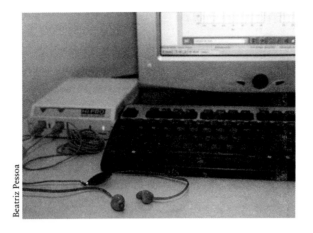

Figura 20 – Interface eletrônica para o ajuste dos aparelhos de surdez

Independentemente de serem analógicos ou digitais, os aparelhos de surdez apresentam algumas características especiais, que analisaremos a seguir.

AMPLIFICAÇÃO

Os aparelhos de surdez têm graus variáveis de amplificação. Os de *ganho médio* são utilizados para perdas auditivas leves e moderadas, e os de *grande ganho* para as perdas severas e intensas.

Na surdez profunda, os aparelhos de grande ganho são muitas vezes recomendados, particularmente em crianças com surdez congênita. Eles auxiliam sua aquisição de linguagem uma vez que, ainda que não cheguem a proporcionar o reconhecimento de todos os fonemas, permitem o reconhecimento do ritmo da fala e conferem boa percepção dos sons ambientais. Em outras palavras, eles complementam e facilitam a leitura orofacial, que é vital para essas crianças. São particularmente importantes para aqueles que não conseguem ter acesso aos programas de implantes cocleares.

SAÍDA AUDITIVA MÁXIMA

A amplificação sonora dos aparelhos de surdez não é linear; ela atinge um limite denominado *saída acústica máxima*. Embora se trate de uma característica do amplificador, pode ser reduzida, quando necessário, por meio de filtros eletrônicos ou mecânicos.

PROTEÇÃO A SONS INTENSOS

Os estudos sobre a audição realizados pelos laboratórios da Bell Telephone na década de 1930 incluíram diversas avaliações de como o ouvido humano lida com sons de diferentes intensidades. A figura 21 apresenta as *curvas de igual sensação de intensidade,* estabelecidas por Fletcher e Munson em 1933, assim como os limiares de sensação de desconforto ou dor, estabelecidos por Wegel em 1932. A International Organization for Standardization (ISO) refez as curvas de Fletcher e Munson em 2003 – as curvas originais estão em linha pontilhada; as revistas pela ISO, em linha cheia; e os limiares de desconforto, em linhas tracejadas.

Voltaremos a analisar as curvas de Fletcher e Munson mais adiante. Nesse momento, voltaremos nossa atenção aos limiares de desconforto. Precisamos compreender que os sons muito intensos causam desconforto e até dor se aumentarmos um pouco mais a intensidade.

Os limiares de desconforto estabelecidos por Wegel, que se encontram entre 125 e 140 dB de pressão sonora, são os limites correspondentes às pessoas normais. Aquelas que apresentam surdez de transmissão possuem limiares de desconforto mais elevados, uma vez que nem toda a energia sonora que lhes atinge os ouvidos chega ao ouvido interno. Já as pessoas com perdas auditivas neurossensoriais têm limiares mais baixos, que limitam a faixa de utilização dos sons. Ou seja, sons baixos não são ouvidos e sons altos causam desconforto ou dor.

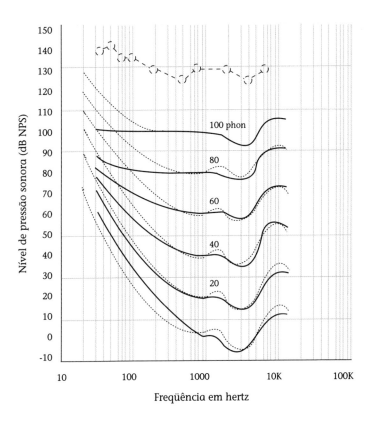

Figura 21 – Curvas de igual sensação de intensidade de Fletcher e Munson (1933) (linha pontilhada) e sua correção pela ISO (2003) (linha cheia). Na linha tracejada, os limiares de desconforto (Wegel, 1932). As intensidades estão assinaladas em decibels nível de pressão sonora, uma grandeza física diferente da utilizada nos audiômetros

É importante lembrar que uma pessoa usando um aparelho de surdez ajustado para ouvir bem as vozes daqueles com quem conversa pode subitamente ser atingida por um som mais alto, como uma buzina ou um alarme, que será também amplificado pelo aparelho. Daí a necessidade de impedir que o fone transmita ao ouvido sons acima do limiar de desconforto. Não apenas para evitar o desconforto, como também para proteger os ouvidos da estimulação sonora excessiva, que pode agravar a perda auditiva do paciente.

Isso foi feito, inicialmente, por meio de filtros que cortavam os picos das ondas sonoras. O sistema era eficiente para proteger os ouvidos dos sons intensos, mas introduzia nestes enorme distorção. Mais tarde surgiram sistemas eletrônicos acionados pelos sons altos, que rapidamente reduziam o ganho do aparelho. Tais sistemas receberam o nome de *controle automático de volume* (AVC – *automatic volume control*) e *controle automático de ganho* (AGC – *automatic gain control*). O princípio de funcionamento de ambos é semelhante, apenas o AGC é mais rápido e mais eficiente.

A engenharia digital permitiu a utilização, nos aparelhos, dos sistemas de *compressão*, técnica que possibilita modificar o grau de amplificação segundo a intensidade sonora. Os sons mais baixos são mais amplificados; os sons mais altos, menos; e os muito altos não são amplificados. A compressão é nitidamente superior ao AVC e ao AGC.

Os níveis de tolerância a sons de diversas freqüências precisam ser investigados ao se recomendarem os aparelhos de surdez.

CURVAS DE FREQÜÊNCIAS

Os aparelhos de surdez apresentam uma resposta de freqüências limitada, da ordem de 300 a 3000 Hz, que corresponde aproximadamente à faixa de freqüências do telefone. Os sons muito graves e os muito agudos não são amplificados. Essa circunstância decorre das dimensões reduzidas dos microfones e dos fones.

Essa faixa de freqüências é suficiente para a audição da grande maioria dos sons da fala e dos sons ambientais importantes, como buzinas, alarmes etc. No entanto, requer um pouco de treino. A imensa maioria das pessoas com audição normal, por exemplo, ouve melhor o telefone no ouvido em que o costuma utilizar, ainda que, audiometricamente, seus ouvidos sejam iguais.

As curvas de freqüência dos aparelhos podem ser modificadas para se adaptar às características auditivas de cada paciente. Nos modelos mais antigos, essas modificações eram realizadas por meio de filtros mecânicos ou eletrônicos; nos aparelhos modernos elas são obtidas com ajustes digitais.

CANAIS E PROGRAMAS

As últimas gerações de aparelhos digitais incluem a possibilidade de usar *programas* diferentes, ou seja, ajustes distintos para ambientes silenciosos, para aqueles com maior número de pessoas presentes e também para ambientes ruidosos. Os programas podem ser selecionados pelos usuários ou, em alguns modelos mais avançados, ser acionados automaticamente pela quantidade de ruído ambiental.

Outro grande progresso é a possibilidade de dividir a gama de freqüências em vários canais, que amplificam e ajustam cada faixa de freqüências separadamente.

Imaginemos um paciente com uma perda de sons agudos, como a que vemos no audiograma da figura 22 (página 124). Para simplificar o raciocínio, somente um ouvido se encontra representado, além de três faixas de freqüências (A, B e C), limitadas por linhas tracejadas.

Há uma grande probabilidade de que, na faixa de freqüências A, o paciente tenha boa tolerância a sons intensos, pois seus limiares são quase normais. Na faixa C, sua tolerância deve se encontrar bastante diminuída. Já a faixa B muito provavelmente apresenta um limite de tolerância intermediário.

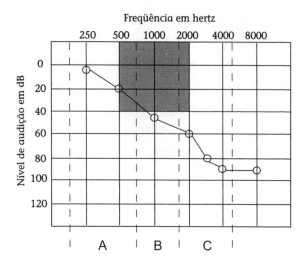

Figura 22 – Audiograma de um paciente com perda de agudos. Somente os limiares do ouvido direito se encontram representados. As letras A, B e C e as colunas tracejadas representam três faixas de freqüências escolhidas ao fazer a programação do aparelho de surdez

Um aparelho de três canais permite ajustar a compressão de forma independente em cada uma dessas faixas, o que não só torna possível proteger o paciente de sons intensos, mas ainda evitar que os mecanismos de compressão suprimam também sons importantes para a compreensão da fala. O número de canais disponíveis em diferentes aparelhos é muito variável, chegando a mais de vinte, e as faixas de freqüência de cada canal podem ser ajustadas em função do audiograma do paciente.

OS MOLDES E O EFEITO DE OCLUSÃO

Quase todos os aparelhos de surdez exigem a confecção de um molde feito de algum tipo de material plástico, rígido ou flexível, que tem a forma exata do meato acústico externo de cada ouvido. Prepara-se esse molde enchendo o conduto com um material especial que se solidifica em poucos minutos e é então removido e enviado a um protético, que faz o molde definitivo. Há diversos tipos de moldes, alguns dos quais são construídos de forma a obter modificações acústicas que beneficiem o paciente.

O molde visa evitar que o som emitido pelo fone seja novamente captado pelo microfone. Quando isso acontece, ouve-se um apito agudo, causado pela realimentação acústica, também chamada, erroneamente, de microfonia.

Alguns aparelhos usam uma oliva plástica, comumente denominada chupeta, em vez de molde. Recentemente, surgiram pequenas olivas de plástico especiais para os aparelhos que não exigem a vedação completa do meato e se destinam apenas a amplificar os sons agudos.

Se por um lado a vedação completa do meato impede a realimentação acústica, por outro ela dá uma sensação desconfortável de estar com o ouvido tapado – o chamado efeito de oclusão.

Para compreender a causa desse efeito, precisamos lembrar que as partes mais altas da mandíbula, denominadas côndilos, apóiam-se em cavidades situadas em cada um dos ossos temporais. Nesses locais existem as complexas articulações temporomandibulares, que se encontram bem próximas dos meatos acústicos externos. A mandíbula, da mesma forma que os ossículos do ouvido médio, não está ligada rigidamente aos demais ossos do crânio; assim, quando estes entram em vibração, ela tem certo grau de inércia, que a faz vibrar fora de fase. Sempre que o meato é ocluído, as vibrações da mandíbula se transmitem ao pequeno espaço entre o molde e a membrana do tímpano, criando essa sensação de desconforto.

Embora pequenos orifícios de ventilação nos moldes reduzam consideravelmente o efeito de oclusão, eles têm o inconveniente de reduzir também o ganho do aparelho. O dimensionamento preciso do diâmetro dos orifícios de ventilação, porém, muitas vezes permite que o comprometimento do ganho seja mínimo e sem importância.

Nos aparelhos CIC (*completely in canal*), os moldes são feitos de tal forma que o fone fica muito próximo da membrana timpânica, aumentando a eficiência do aparelho. Além disso, o molde localiza-se sobre a área de contato com o côndilo da mandíbula, garantindo que o efeito de oclusão seja mínimo. Inclusive nos ITCs e nos CICs é possível utilizar canais de ventilação.

Rejeição da realimentação acústica

Alguns aparelhos de surdez possuem dois microfones e um circuito de rejeição de sinais que atingem os ouvidos em fases diferentes. Esse circuito impede a realimentação acústica, mesmo que os moldes não se encontrem perfeitamente ajustados.

Rejeição do ruído ambiental

Os aparelhos mais recentes incorporam um algoritmo para rejeição de ruído ambiental que é, na verdade, um aperfeiçoamento do circuito de rejeição da realimentação acústica. Esse sistema também exige a utilização de dois microfones.

Quando o paciente se encontra em um ambiente onde existem simultaneamente fala e ruído ambiental, o aparelho faz uma análise do ambiente e reduz o ruído automaticamente, tornando a fala mais perceptível.

PERGUNTAS E RESPOSTAS SOBRE APARELHOS DE SURDEZ

Quando deve ser indicado um aparelho de surdez?

De modo geral, precisam usar aparelhos de surdez as pessoas que têm perda de mais de 40 dB nas freqüências médias (500, 1000 e 2000 hertz) no melhor ouvido. Esse critério, contudo, não é rígido. Há pessoas com perdas da ordem de 50 dB que apresentam excelente desempenho social e outras, com perdas de menos de 40 dB, que se sentem melhor usando aparelhos.

É verdade que o uso de aparelhos de surdez torna as pessoas dependentes deles?

Adaptamo-nos rapidamente às coisas boas, às coisas que nos ajudam. Há pessoas com problemas de visão que conseguem ler sem óculos, mas precisam fazer tanto esforço que preferem usá-los. Às vezes, uma pessoa consegue compreender o que lhe falam completando a informação auditiva com os olhos e com a inteligência. Mas a integração dessas informações diversas é cansativa, e freqüentemente o uso dos aparelhos de surdez a torna desnecessária. É portanto uma tolice não querer usar aparelhos com medo de dependência, pois essa é uma prova de que o aparelho está ajudando.

Que tipo de aparelhos devem ser recomendados?

O melhor tipo de aparelho para determinada pessoa deve levar em conta uma série de circunstâncias:

1. Grau e tipo da perda auditiva – para perdas severas e profundas, geralmente os aparelhos retroauriculares são os mais indicados; para perdas menos intensas, os CICs (*completely in canal*) e os ITCs (*in the canal*) costumam ser os mais satisfatórios.

2. Tamanho do meato acústico externo – algumas pessoas têm meatos acústicos externos muito estreitos, que tornam impossível a adaptação de um CIC.

3. Habilidade manual – pessoas idosas às vezes têm dificuldades para manipular os controles ou trocar as baterias de aparelhos muito pequenos, sendo então preferível adaptar aparelhos retroauriculares.

4. Capacidade visual – pessoas com problemas visuais podem apresentar, também, dificuldade na manipulação de aparelhos muito pequenos.

Quando for possível adaptar aparelhos CIC, eles devem ser preferidos. Como ficam mais próximos da membrana timpânica, aumentam sua eficiência e reduzem o efeito de oclusão.

Qual o melhor aparelho para crianças?

Crianças pequenas com perda auditiva intensa devem usar aparelhos retroauriculares, sempre que possível em ambos os ouvidos. A partir dos 8 ou 9 anos de idade, muitas já podem usar ITCs, mas precisam revê-los com freqüência, em virtude do crescimento do meato acústico externo.

Os aparelhos retroauriculares não amplificam mais do que os ITCs e os CICs?

Embora os fabricantes de aparelhos já consigam desenvolver aparelhos ITC e CIC com grande ganho, os retroauriculares são ainda mais potentes e podem ser indicados para qualquer perda auditiva.

Quando se devem usar aparelhos analógicos ou digitais?

Essa recomendação precisa ser feita por seu otorrinolaringologista ou pelo fonoaudiólogo responsável pelo processo de seleção de seus aparelhos. Quando a perda auditiva é mais ou menos horizontal e a discriminação vocal é normal, o aparelho analógico tem ótimo desempenho. Nos casos de perdas de agudos, ou em U, os aparelhos digitais costumam funcionar melhor.

Ao se programar um aparelho digital, deve-se fazê-lo de forma que sua amplificação seja um espelho da curva audiométrica?

Não, porque a curva audiométrica é uma curva de limiares, e os sons da voz humana, bem como os sons ambientais, são muito mais altos que os limiares. As curvas de Fletcher e Munson mostram que o ouvido se torna mais linear à medida que a intensidade aumenta, por isso os ajustes devem ser feitos de modo a proporcionar o máximo de conforto ao ouvido do usuário do aparelho.

Recomenda-se o uso de um só aparelho ou dois?

Sempre que possível, devem-se usar aparelhos nos dois ouvidos, a fim de obter o máximo de localização auditiva. Nossa audição normal é binaural, portanto o ideal é que a audição com aparelhos também o seja.

Um único aparelho só ajuda o usuário em ambientes silenciosos, conversando com uma ou duas pessoas. Para aqueles que têm vida social ativa, o uso de dois aparelhos é sempre recomendável.

Nas crianças, a adaptação binaural auxilia no desenvolvimento harmônico da área auditiva central.

São recomendáveis aparelhos para pessoas com perdas unilaterais?

A grande maioria das pessoas que têm um ouvido normal e algum grau de perda auditiva no outro ouvido não consegue se adaptar ao uso de um aparelho de surdez no ouvido pior. Isso acontece porque o tipo de som que ele recebe nos dois ouvidos é diferente em termos de faixa de freqüências, linearidade etc., o que dificulta a integração dos dois sinais. Mas, como isso não acontece com todas as pessoas, é importante submeter o paciente a um período de experiência. Às vezes é necessário adaptar aparelhos aos dois ouvidos para obter o melhor desempenho auditivo.

E se a perda auditiva de um dos lados for profunda?

Nas perdas profundas, os aparelhos de surdez são inúteis, e os implantes cocleares ainda não são recomendados às pessoas que têm boa audição – com ou sem aparelho – no melhor ouvido.

O comportamento das pessoas com surdez total unilateral é muito variável. Algumas pessoas, particularmente as que perderam a audição em um dos ouvidos quando crianças, têm audição social muito satisfatória. Outras enfrentam grandes obstáculos em ambientes ruidosos e em reuniões de trabalho, pela dificuldade de compreender as pessoas que estão ao lado de seu ouvido surdo. Nesses casos, podemos utilizar um aparelho Cros ou um Baha (*bone anchored hearing aid*).

O Cros é, na verdade, um sistema com dois aparelhos interligados por fios ou por ondas de rádio, cuja sigla significa *contralateral routing of signals* – o encaminhamento contralateral de sinais. O microfone do aparelho colocado no lado da surdez capta os sons, que são amplificados e enviados, por fios ou um pequeno transmissor de rádio, ao aparelho colocado no ouvido bom. Utiliza-se então um molde aberto, para que o usuário continue ouvindo normalmente os sons que atingem diretamente o ouvido.

Em outras palavras, os sons que atingem o ouvido bom são ouvidos normalmente; os que atingem o ouvido surdo são captados pelo sistema e encaminhados ao ouvido bom. O que o sistema faz é eliminar a sombra acústica da cabeça.

Embora o aparelho Cros funcione muito bem, ele é pouco utilizado por ser relativamente incômodo e complicado.

O Baha apresenta o mesmo desempenho de forma muito mais simples. Trata-se de um pequeno aparelho que funciona por via óssea e se prende a um pino de titânio implantado cirurgicamente ao osso atrás do ouvido surdo. Os sons captados pelo microfone são enviados por via óssea ao ouvido bom. A cirurgia necessária para implantar o pino de titânio é muito simples, semelhante à dos implantes dentários.

Devem-se recomendar aparelhos a pessoas com graus diferentes de perda auditiva nos dois ouvidos, mas sem perda profunda?
De modo geral, sim. Quase sempre é possível igualar a audição nos dois ouvidos com os ajustes dos aparelhos.

Os aparelhos melhoram a discriminação das pessoas?
Não, os aparelhos de surdez não melhoram a discriminação.

Pessoas com discriminação muito ruim podem usar aparelhos?
Se sua perda auditiva for pequena, em geral os aparelhos não as ajudarão. Já em casos de perdas mais intensas, os aparelhos poderão ajudá-las, pois receberão mais estímulos sonoros. As pessoas que têm menos de 30% de discriminação para frases não devem usar aparelhos, devem usar implantes cocleares.

Pacientes com má discriminação em um dos ouvidos podem usar aparelhos dos dois lados?
Sim, na maioria das vezes o ouvido com má discriminação auxilia na localização dos sons e o paciente discrimina com o ouvido melhor.

Pacientes com surdez de transmissão devem usar aparelhos por via óssea?
De modo geral, não. Os aparelhos por via aérea funcionam melhor. As exceções são os casos de otites externas intensas, otites médias crônicas supuradas e malformações congênitas do ouvido médio. Nestas últimas, o Baha é o aparelho mais indicado, mas podem-se usar também outros tipos de aparelhos por via óssea.

Pacientes com zumbidos podem usar aparelhos?

Sim, as pessoas com surdez neurossensorial associada a zumbidos podem se beneficiar da amplificação de sons ambientais que vão mascarar os zumbidos, impedindo que sejam ouvidos. Em geral, é necessário usar uma ventilação ampla – nem sempre possível com os CICs ou ITCs em virtude de suas pequenas dimensões –, por isso os aparelhos retroauriculares são mais indicados.

Pessoas idosas conseguem adaptar-se aos aparelhos de surdez?

Sim. Tudo depende de sua motivação. Mas tenho visto que aquelas que se isolaram de todo o convívio social enfrentam muito mais dificuldade de adaptação. Não devemos permitir que as pessoas se isolem por não ouvirem bem.

O que se pode dizer à pessoa que necessita de aparelhos de surdez e não quer usá-los?

Deve-se explicar que a surdez traz conseqüências, entre elas o isolamento e a possibilidade de depressão. E dizer-lhe, com franqueza, que a surdez aparece mais do que os aparelhos de surdez. Contudo, não se deve pressioná-la. Esse é um problema que ela mesma deverá resolver. Alguns de meus pacientes que adquiriram aparelhos de surdez o fizeram três ou mais anos após eu os ter aconselhado.

O que fazer se não houver certeza da indicação?

Na verdade, nunca temos certeza absoluta de que determinado aparelho será o melhor para determinada pessoa. Daí a importância de um período de experiência, de pelo menos uma semana, utilizando os aparelhos nas circunstâncias normais da vida diária, sociais ou profissionais, a fim de verificar se realmente os aparelhos estão ajudando. Só depois dessa experiência é que devem ser adquiridos.

A adaptação completa ao aparelho de surdez pode levar de quatro a seis semanas; esse é o período de tempo necessário para o sistema nervoso central se acostumar com as novas informações acústicas que passaram a chegar aos ouvidos.

COMO COMPRAR APARELHOS DE SURDEZ

Na antiga China, os óculos eram vendidos em feiras. As pessoas pegavam-nos de dentro de uma cesta e experimentavam-nos. Quando encontravam óculos que as faziam enxergar melhor, compravam-nos.

Ninguém, nos dias de hoje, compra óculos desse jeito. As pessoas vão a um oftalmologista, que examina seus olhos, verifica se não apresentam doenças que possam agravar a visão e só então prescreve as lentes.

Infelizmente, muitas pessoas compram aparelhos de surdez ao acaso. Adquirem-nos em função de anúncios em jornais, ou de caixeiros-viajantes inescrupulosos. E há até pessoas que querem dar aparelhos de presente a pais ou tios, sem saber da necessidade de adaptar cuidadosamente o aparelho aos ouvidos de cada indivíduo.

O certo é ir a um otorrinolaringologista que lhe investigará os ouvidos e, se achar que você precisa de aparelhos, recomendará um tempo de experiência com os aparelhos mais indicados para o seu caso.

E onde você deve comprar seus aparelhos?

É uma situação complexa. Há organizações em que trabalham profissionais sérios, verdadeiramente interessados em auxiliar os clientes a ter uma melhor qualidade de vida. Outras, contudo, estão interessadas somente em lucros. O ideal é seguir o aconselhamento de seu médico, que o orientará a entrar em contato com os melhores comerciantes de aparelhos de sua cidade, pois ele geralmente os conhece.

Além disso, os melhores vendedores também se encarregam de lhe oferecer sessões de *treinamento auditivo*, coordenadas por um fonoaudiólogo, nas quais você aprenderá a obter do aparelho o máximo que ele pode oferecer. Todas as coisas novas da vida precisam de um tempo de adaptação; os aparelhos de surdez não são diferentes.

E eles vão ensiná-lo a cuidar dos aparelhos, estes instrumentos de grande precisão, frágeis, que precisam ser manuseados com cuidado. Eles necessitam de revisões periódicas e devem ser colocados, de tempos em tempos, em pequenos sistemas de desumidificação, que vão absorver a umidade acumulada em seu interior.

Os aparelhos modernos são complexos e quase sempre precisam ser *programados*, bem ajustados a cada ouvido. Fazer um bom programa exige conhecimento, dedicação e paciência. Felizmente temos diversos fonoaudiólogos, com todas essas qualidades, que desempenham muito bem essa função. Os bons vendedores de aparelhos escolhem com muito cuidado seus fonoaudiólogos, pois estes são os responsáveis diretos pela boa adaptação e, conseqüentemente, pela satisfação do usuário.

Novamente, por mais cuidadosa que seja a programação, contudo, é necessário um período de experiência, de pelo menos uma semana, para que os aparelhos possam ser testados nos ambientes naturais da pessoa, e não no interior de uma loja de aparelhos.

Os programas e os moldes precisam ser refeitos de tempos em tempos, uma vez que a audição se altera com o tempo e o meato acústico externo se alarga muito lentamente, em virtude da pressão exercida pelo aparelho. Por todos esses detalhes, é preciso estabelecer um bom contato com o vendedor, pois isso lhe assegurará uma assistência de boa qualidade ao longo do tempo.

APARELHOS DE SURDEZ POR VIA ÓSSEA

Existem situações em que os aparelhos de surdez por via óssea são mais adequados que os aparelhos convencionais por via aérea. As principais são as seguintes:

1. Pacientes com otites externas intensas – há quem não tolere o contato do aparelho ou do molde com a pele do meato acústico externo. Ela incha nas fases agudas da otite externa e a dor é muito intensa. Isso pode ocorrer ocasionalmente com qualquer pessoa, mas algumas são particularmente sensíveis.

2. Pacientes com perfuração da membrana timpânica – pelo fato de o molde do aparelho impedir a ventilação do meato acústico externo, a pele do meato freqüentemente se infecta, infecção que atinge o ouvido médio pela perfuração, causando uma otite média aguda. Às vezes é possível solucionar o

problema utilizando um molde com ventilação, mas nem sempre essa ventilação é suficiente.

3. Pacientes com cavidades de mastoidectomia radical ou radical modificada – nesses casos, é difícil adaptar os aparelhos ou moldes de forma satisfatória.

4. Pacientes com supuração crônica no(s) ouvido(s) – os aparelhos, ou moldes, agravam a infecção do ouvido médio.

5. Pacientes com malformações congênitas que não possuem meato acústico externo.

São dois os tipos de aparelhos convencionais de surdez por via óssea: os que usam vibradores ósseos comuns, do mesmo tipo utilizado nos audiômetros, e os que são adaptados às hastes de óculos. Nesses modelos, é possível adaptar dois vibradores, um de cada lado, para adaptação binaural.

A figura 23 mostra um aparelho de surdez comum, do tipo retroauricular, adaptado a um vibrador ósseo. Este é o tipo mais usado em crianças com malformações congênitas. Os aparelhos adaptados às hastes de óculos são mais indicados a pacientes adultos com perfurações timpânicas, cavidades mastóideas, otites externas ou supuração auditiva.

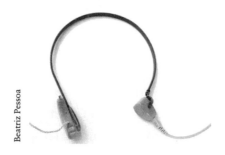

Figura 23 – Aparelho de surdez por via óssea

Os aparelhos de surdez por via óssea apresentam um pouco mais de distorção do que os aparelhos por via óssea, em virtude das próprias características eletrônicas dos vibradores – e também pela dificuldade de manter uma pressão adequada do vibrador sobre a pele da região retroauricular.

Uma alternativa interessante para a amplificação sonora por via óssea é o Baha (*bone anchored hearing aid*). Como o próprio nome indica, o vibrador é ancorado ao osso da região retroauricular por meio de um pino de titânio, semelhante ao que é utilizado nos implantes dentários.

O Baha exige uma pequena intervenção cirúrgica para fixar o pino de titânio ao osso, como se pode observar no esquema da figura 24. O vibrador só pode ser acoplado ao pino de titânio três meses após sua colocação, pois esse é o tempo necessário para a perfeita integração do titânio com o osso.

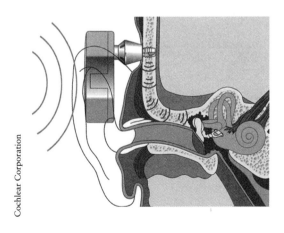

Figura 24 – Esquema de Baha (*bone anchored hearing aid*)

Como a vibração é transmitida diretamente ao osso, e não através da pele, a audição com o Baha é nitidamente superior à dos aparelhos de surdez por via óssea convencionais – razão pela qual o aparelho também é recomendado a pessoas com surdez profunda unilateral, com o objetivo de melhorar a localização auditiva.

Crianças com malformações congênitas do ouvido médio também obtêm bons resultados auditivos com o Baha – elas podem ser operadas a partir dos 8 anos de idade.

APARELHOS DE SURDEZ IMPLANTÁVEIS

Capítulo 11

Nos últimos anos foram desenvolvidos diversos tipos de aparelhos de surdez *parcialmente implantáveis*, que possuem uma unidade interna cirurgicamente implantada e uma unidade externa colocada na região retroauricular. Agora começam a surgir os aparelhos de surdez *totalmente implantáveis*, que ficam inteiramente alojados no osso temporal do paciente.

Analisaremos separadamente esses dois tipos de aparelhos.

APARELHOS PARCIALMENTE IMPLANTÁVEIS

Os primeiros estudos sobre aparelhos de surdez cirurgicamente implantados foram realizados no Japão, desenvolvidos independentemente pelo professor Jun-Ichi Suzuki, em Tóquio, e pelo professor Naoaki Yanagihara, em Ehime. Vários outros centros contribuíram, mais tarde, para desenvolver e aperfeiçoar esses sistemas.

O principal objetivo desses estudos foi criar um sistema que não dependesse de sons amplificados, pois os fones são o elemento mais imperfeito dos aparelhos de surdez convencionais. Embora diferentes sistemas utilizem formas variadas de estimular a cadeia ossicular, eles todos se baseiam no que se denomina *efeito piezoelétrico*.

Piezoeletricidade é a habilidade de alguns materiais (especialmente cristais e cerâmicas) de gerar potenciais elétricos quando submetidos a algum tipo de deformação mecânica. Da mesma forma, ao serem alimentados por correntes elétricas, esses materiais criam energia mecânica.

Um exemplo conhecido do efeito piezoelétrico é o que se usa em alguns toca-discos. Ao contrário dos CDs atuais, em que uma gravação ótica é lida por raios *laser*, os discos de vinil e os antigos discos de 78 rotações possuem sulcos que são percorridos por uma agulha. Os movimentos da agulha ao acompanhar os sulcos do disco são transformados em correntes elétricas pela cápsula onde se prende a agulha, e essas correntes elétricas são amplificadas e encaminhadas ao alto-falante, que as transforma em música. Muitas dessas cápsulas utilizam o efeito piezoelétrico de cristais ou cerâmicas para transformar as oscilações dos sulcos em correntes elétricas.

Nos aparelhos de surdez, usa-se o sistema inverso. Os sons captados pelo microfone são transformados em correntes elétricas que são amplificadas e levadas a um sistema piezoelétrico posto em contato com algum elemento da cadeia ossicular ou à membrana da janela redonda. Aí elas são transformadas em energia mecânica, que a cadeia transmite ao ouvido interno.

O problema da captação de ondas sonoras foi solucinado de forma diversa por diferentes fabricantes de sistemas totalmente implantáveis. Alguns optaram por microfones colocados sob a pele; outros, por um sistema piezoelétrico ligado à membrana timpânica.

Aparelhos totalmente implantáveis

Os sistemas totalmente implantáveis se encontram em fase experimental, mas já estão disponíveis em alguns países. As principais dificuldades para sua criação foram o sistema de captação das ondas sonoras e o desenvolvimento de baterias recarregáveis de alta duração. A maior parte das baterias recarregáveis de nossos aparelhos domésticos (telefones sem fio, telefones celulares, pequenos aspiradores etc.) dura cerca de dois a três anos, no máximo. Obviamente, a substituição da bateria requer uma pequena cirurgia – daí a necessidade de aperfeiçoar as baterias recarregáveis comuns. Atualmente existem baterias recarregáveis garantidas por um período de doze anos.

O problema da captação das ondas sonoras foi solucionado de forma diversa por dois dos fabricantes de sistemas totalmente implantáveis. O *Carina*, fabricado pela Otologics, utiliza um microfone situado por baixo da pele. Já o *Esteem*, da Envoy, usa um sistema piezoelétrico ligado à membrana timpânica.

A saída do amplificador é ligada a um transdutor piezoelétrico fixado à bigorna ou à cabeça do estribo. A figura 25 mostra um sistema com um só transdutor piezoelétrico, enquanto a figura 26 (página 142) mostra um sistema com dois desses transdutores.

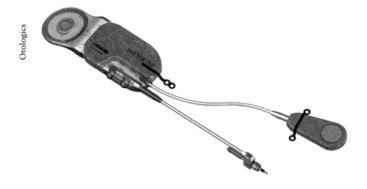

Figura 25 – Aparelho implantável com microfone sob a pele e utilização de sistema piezoelétrico

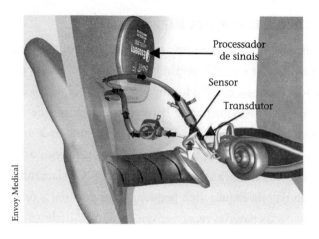

Figura 26 – Aparelho implantável com duplo sistema piezoelétrico

Alguns sistemas utilizam baterias recarregáveis que necessitam de uma carga diária obtida por meio de um pequeno carregador portátil. Outros usam baterias que não precisam ser recarregadas, as quais duram muitos anos.

Os pacientes que utilizam aparelhos de surdez, quer parcial, quer totalmente implantáveis, apreciam enormemente a qualidade do som desses aparelhos.

Além disso, no caso dos sistemas totalmente implantáveis, as pessoas que gostam de nadar ou praticar esportes mencionam o conforto adicional de poder ouvir também durante essas atividades, sem ter necessidade de remover seus aparelhos comuns ou as unidades externas dos semi-implantáveis. Uma vez completada a fase de investigação, acredito que esses sistemas se tornarão muito populares.

IMPLANTES COCLEARES

Capítulo 12

Há muitos anos, estive em uma reunião científica organizada na Suíça pelo professor Ugo Fisch, um grande mestre da otologia moderna. Logo após a reunião, os participantes foram levados a um hotel para uma pequena excursão pós-congresso. Nesse dia ouvi o dr. William House, que eu já conhecia havia muitos anos, falar pela primeira vez, informalmente, sobre suas experiências com os implantes cocleares. Fiquei muito impressionado com o filme que ele nos mostrou, que retratava as várias etapas da reabilitação de um paciente implantado. Mencionei, no início deste livro, que para mim a surdez profunda é a mais incapacitante das doenças humanas, e aí estava um novo caminho a ser seguido para aliviar esse sofrimento.

Isso aconteceu em 1974. Em 1975, fui a Los Angeles e assisti a duas operações de implante coclear realizadas pelo dr. House. Em 1976, eu o convidei para participar de um simpósio, realizado no

Hospital Albert Einstein, em São Paulo, no qual ele falou, pela primeira vez no Brasil, sobre implantes. Em 1977 voltei a Los Angeles com uma equipe para participar de uma reunião científica dedicada a grupos interessados em fazer implantes; nesse mesmo ano, também no Hospital Albert Einstein, eu e meus colaboradores realizamos o primeiro implante coclear da América do Sul, o segundo desse tipo no mundo a ser realizado fora dos Estados Unidos.

Fazer uma pessoa ouvir, ou voltar a ouvir, é uma experiência indescritível para um cirurgião otológico. De alguma forma ficamos muito ligados aos nossos pacientes.

COMO SURGIU O IMPLANTE COCLEAR

A causa mais freqüente das perdas neurossensoriais profundas é a ausência, ou quase ausência, das células receptoras do órgão de Corti. Quando são destruídas, por doenças ou por trauma, elas não se regeneram.

Em 1800, o físico italiano Alessandro Volta inseriu bastões de metal em seus meatos acústicos externos e os ligou a um circuito com cerca de 40 das pilhas eletrolíticas que acabara de inventar. Ele descreveu a sensação como sendo a de um soco na cabeça, seguido de um som semelhante ao de um líquido fervendo. Esse foi o primeiro relato sobre a sensação sonora produzida por corrente elétrica. Várias outras experiências foram realizadas em diversas partes do mundo, sem conseqüências de ordem prática.

A primeira estimulação direta do nervo acústico ocorreu em 1957, quando dois cirurgiões franceses, Djourno e Eyriès, reoperavam um dos ouvidos de um paciente com surdez bilateral causada por grandes colesteatomas que haviam invadido o ouvido interno e observaram que o nervo acústico se encontrava exposto. Tiveram, então, a idéia de implantar um fio ligado a uma bobina de indução e, no pós-operatório, estimularam eletricamente essa bobina. Embora não reconhecesse os sons de forma satisfatória, o paciente percebia o ritmo da fala e isso o auxiliava.

Depois disso, eles implantaram alguns pacientes surdos com fios na janela redonda, obtendo resultados semelhantes.

Em 1960, William House começou a estimular eletricamente pacientes submetidos a estapedectomias realizadas sob anestesia local. Em alguns pacientes, a estimulação foi feita ao nível do promontório, a saliência produzida pela cóclea na cavidade timpânica; em outros, por meio da janela oval, em contato com a perifinfa. Com a colaboração de Jack Urban, um gênio em engenharia eletrônica, House continuou trabalhando ativamente para desenvolver um implante eficiente. Em 1973, ambos iniciaram um programa de implantes de um único elétrodo ligado a uma bobina de indução. Esse foi o implante que utilizei pela primeira vez no Brasil em 1977.

Depois vieram os implantes de elétrodos múltiplos, que trouxeram melhor discriminação auditiva e são atualmente os mais utilizados. Mas continuam as pesquisas para aperfeiçoar os sistemas mais simples. No início, os implantes foram realizados somente em pacientes adultos. À medida que a segurança do método foi estabelecida, começaram a ser realizados os implantes em crianças.

O QUE SÃO OS IMPLANTES COCLEARES?

Os implantes cocleares são sistemas que transmitem ao nervo acústico sinais elétricos que, ao serem transportados ao córtex cerebral, podem ser interpretados como sons.

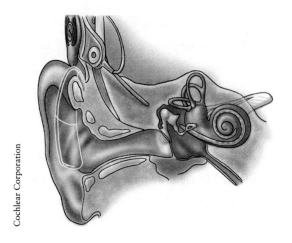

Figura 27 – Esquema de um implante coclear

Nos implantes atualmente em uso (figura 27) existem um receptor interno, que é implantado pelo cirurgião, e um processador externo, que contém um microfone e um processador de sinais cujo grau de complexidade é variável – nos modelos mais novos, trata-se de um computador extremamente complexo. A parte externa contém também as baterias necessárias ao funcionamento do sistema.

Do processador interno partem os elétrodos, que são introduzidos pelo cirurgião no interior da cóclea.

Os sinais elétricos gerados pelo processador são transferidos ao receptor interno pela pele intacta por meio de indução ou radiotransmissão, e depois encaminhados para os elétrodos no interior da cóclea. Tanto a unidade interna quanto a externa possuem ímãs que permitem o alinhamento de ambas as partes, possibilitando a transferência dos sinais com o máximo de eficiência.

As formas de transmitir os sinais aos diferentes elétrodos têm variado ao longo do tempo, em função de pesquisas continuadas para aperfeiçoá-las. Elas são geralmente denominadas estratégias. O mapa do funcionamento de cada um dos elétrodos é gravado em um chip e periodicamente verificado.

OS NÍVEIS DE AUDIÇÃO

Há muitos anos, o professor Geraldo de Sá, de Recife, me contou que uma senhora idosa foi a seu consultório dizendo que queria usar aparelhos de surdez. Sua leitura orofacial era excelente, e a comunicação foi fácil. Ele a examinou, fez uma audiometria e constatou que sua discriminação era péssima. Ela não iria compreender nenhuma palavra, mesmo usando aparelhos, por isso ele os desaconselhou.

Algumas semanas depois, ele a encontrou em um supermercado, usando dois aparelhos.

"A senhora entende alguma coisa com esses aparelhos?", perguntou ele.

"Não", disse ela, "mas eles me fazem sentir parte do mundo."

Essa pequena história nos leva aos níveis de audição cujo conhecimento surgiu do extraordinário trabalho de um psicólogo chamado Donald Ramsdell. O Veterans Administration Hospital das Forças Armadas dos Estados Unidos o chamou para entrevistar os soldados que voltaram surdos da Segunda Guerra Mundial, e suas observações foram publicadas, em 1946, em um capítulo do livro *Hearing and deafness* [audição e surdez], escrito por Hallowell Davis e Richard Silverman. Embora Ramsdell tenha falecido em 1965, seu capítulo foi republicado na forma original nas edições subseqüentes do livro, o que nos demonstra a qualidade de seu trabalho.

Ramsdell observou que o que mais incomodava os soldados surdos não era a dificuldade de comunicação. De algum modo, eles escreviam bilhetes e foram desenvolvendo a leitura orofacial. O que mais os perturbava era a perda do contato com os ruídos do mundo. Uma das frases típicas que ele ouvia era a seguinte: "Sinto que o mundo inteiro está morto".

Ele classificou, então, nossa capacidade de ouvir sons em três níveis diferentes:

1. Nível social – é o nível em que conversamos e nos comunicamos com outras pessoas. É tão importante em nossas vidas que é quase sempre o único do qual temos plena consciência.

2. Nível de alarme – é o nível que utilizamos para nos proteger. Para os animais selvagens, provavelmente os alarmes mais importantes são os ruídos produzidos por seus inimigos. Para nós, são as buzinas, as sirenas das ambulâncias e das viaturas policiais, os alarmes de incêndio etc. Embora tenhamos perfeita consciência da existência desses sons, não lhes damos nenhuma atenção especial, fazem parte de nossa vida de forma automática.

3. Nível primitivo – é o contato que temos com os ruídos habituais do mundo em que vivemos. Embora totalmente ignorados por todos nós, são extremamente importantes.

Experiências da Nasa com câmaras anecóicas – construções especiais quase totalmente silenciosas – mostraram que o silêncio é intolerável para as pessoas que não têm surdez profunda. Sons fazem parte integrante de nossa vida, mesmo que não lhes demos nenhuma atenção. Ao acordarmos, durante a noite, são os sons familiares da casa silenciosa que informam ao sistema nervoso central o local em que nos encontramos. Por isso acendemos uma pequena lâmpada no quarto das crianças surdas, para que elas obtenham essa informação por meio dos olhos.

Ao tentar resolver o problema de audição de uma pessoa, nosso desejo é o de restabelecer a audição nos três níveis. Mas nem sempre isso é possível. Existem situações em que o contato no nível social não pode ser totalmente obtido com aparelhos de surdez ou com implantes. Contudo, quase sempre conseguimos oferecer ao paciente a sensação do ritmo da fala e a "melodia" das vogais, características da voz humana úteis para facilitar a leitura orofacial e melhorar a qualidade da voz do paciente.

Precisamos, porém, nos lembrar da importância do nível primitivo e do nível de alarme, níveis que nós quase sempre podemos restabelecer. Os estudos de qualidade de vida mostram que mesmo os implantes que não funcionam bem ajudam enormemente os seus usuários.

Como diz Michael Chorost[3], no que diz respeito à surdez pós-lingual:

> *A leitura labial mais um pouco de informação sonora são quase sempre capazes de fazer a mensagem ser recebida. Quanto pode um ser humano perder de sua audição e permanecer em contato com seus semelhantes? Para mim, a resposta a esta pergunta é: quase toda.*

PERGUNTAS E RESPOSTAS SOBRE OS IMPLANTES COCLEARES

Que pessoas se beneficiam com implantes cocleares?

Antes de mais nada, é preciso lembrar de nossa classificação de surdez pré-lingual – a surdez congênita ou adquirida antes de a criança aprender a falar – e surdez pós-lingual.

No que diz respeito às pessoas adultas, os implantes são recomendados àquelas que apresentam surdez neurossensorial profunda do tipo pós-lingual. No caso de adultos pré-linguais, só devem ser operados os que possuem um bom código lingüístico, ou seja, os surdos bem reabilitados por método oral. Os que usam comunicação gestual não se beneficiam.

Isso sucede porque a aquisição de linguagem se dá preferencialmente nos primeiros anos de vida. Os seres humanos podem aprender outras línguas em qualquer idade, mas a primeira língua tem de ser aprendida muito cedo. Uma criança com audição normal desenvolve o máximo da atividade de aquisição de linguagem no período dos 3 aos 30 meses de idade.

---

[3] Chorost, Michael. *Rebuilt: my journey back to the hearing world*. Boston: Houghton Mifflin, 2005, p. 43.

Não sabemos exatamente qual é a idade limite para aprender a falar, mas existe uma referência importante na história da medicina. Em uma selva da França, em 1797, foi encontrado um rapaz de uns 12 anos que, aparentemente, se perdeu ou foi abandonado quando pequeno. Ele chegou a ser aprisionado em uma jaula, pois as pessoas tinham medo dele. Até que um ilustre otorrinolaringologista francês, o dr. Jean-Marc-Gaspar Itard, levou-o para casa e o ensinou a vestir-se, tomar banho e comer com talheres. Mas ele nunca aprendeu a falar, embora compreendesse muitas coisas que lhe eram ditas.

É importante compreender que, embora o adulto pré-lingual ouça sons após ser implantado, estes não terão significado para ele. O exemplo que costumamos dar é: se viajarmos amanhã para um país de língua desconhecida, não poderemos nos comunicar, apesar de nossos ouvidos serem normais. Ouvir, portanto, é muito diferente de ter linguagem.

Quanto às crianças pré-linguais, os implantes têm simplificado enormemente sua aquisição da linguagem.

Hoje sabemos que, no método oral, há uma relação entre a riqueza do vocabulário e o início da educação especial. Quanto mais cedo a criança é diagnosticada e cuidada, mais rico será seu vocabulário. Quanto ao implante, o ideal é, também, realizá-lo o mais cedo possível, de preferência antes dos 4 anos. As crianças implantadas com 1 ano ou menos são as que necessitam de reabilitação por menos tempo, passando, depois, para a escola comum.

Meu médico afirmou que meu problema é no nervo. Posso fazer um implante?

A surdez neural é rara. O que alguns médicos continuam chamando de surdez "do nervo" é a surdez neurossensorial por perda de células receptoras. Costumamos explicar isso aos pacientes comparando o ouvido a uma linha telefônica. O telefone corresponde ao ouvido e o fio do telefone ao nervo. Imaginemos que uma pessoa deixou seu antigo apartamento e levou o telefone, deixando o fio preso à parede. Não adianta tomarmos o fio nas mãos e tentar conversar, pois este não consegue transmitir sons, mas somente sinais elétricos. É o circuito eletrônico do telefone que converte os sons em sinais elétricos. O mesmo acontece no ouvido. O nervo não responde a sons; é preciso que as células receptoras transformem os sons em sinais elétricos para o nervo enviar ao cérebro.

Os exames diagnósticos permitem verificar as possibilidades de fazer um implante. O fato de um médico ter dito que a surdez era *do nervo* não significa que o implante não será possível.

Há problemas de surdez que os implantes são incapazes de solucionar?

Sim, há. No caso da neurofibromatose tipo II, na qual ocorrem tumores em ambos os nervos acústicos, é preciso usar um *implante de tronco encefálico*, cujos elétrodos são implantados na região da emergência do nervo acústico no tronco encefálico. Esses implantes são em geral posicionados por ocasião da remoção cirúrgica do tumor.

Existem, ainda, pessoas que nascem sem ouvidos internos (aplasia de Michel) ou com atrofia do nervo acústico. Nessas situações, indica-se igualmente o implante de tronco encefálico. Alguns otologistas vêm preferindo os implantes de tronco encefálico para as crianças com neuropatia auditiva, uma afecção central que dificulta enormemente a aquisição da linguagem.

Pessoas que ficam surdas muitos anos podem ser implantadas?

As fibras nervosas do organismo tendem a se degenerar quando não são utilizadas. Este fenômeno, descrito pelo neurofisiologista Augustus Waller em 1850, recebe o nome de *degeneração walleriana*.

No nervo acústico, a degeneração walleriana é muito lenta, de tal forma que mesmo pessoas com muitos anos de surdez costumam apresentar fibras nervosas viáveis nos nervos acústicos. Não há nenhuma forma, contudo, de avaliar o número de fibras viáveis.

Na verdade, poucos são os implantes que não funcionam, embora a informação clínica nos indique que, nas pessoas com mais de vinte anos de surdez profunda, os resultados são estatisticamente piores.

Por que é necessário usar uma unidade externa?

Esta pergunta, bastante freqüente, relaciona-se com a resistência de muitos em utilizar qualquer tipo de aparelho para surdez. A circunstância de existir um sistema que permite a uma pessoa com surdez profunda passar a ouvir, ou voltar a ouvir, parece-lhe menos importante do que a circunstância de o sistema *aparecer*. As pessoas cegas ainda não dispõem de um "olho biônico"; logo, a existência do "ouvido biônico" é algo que deveria ser sempre celebrado como uma fantástica proeza da medicina. E, no entanto...

Os adolescentes são o grupo etário que mais resiste ao uso do implante coclear. Só devemos operar os que estão extremamente bem motivados; de outra forma, eles não utilizarão a unidade externa ou o farão apenas em algumas ocasiões.

Dentro de muito pouco tempo, teremos condições de aplicar totalmente os sistemas de implante coclear, usando uma plataforma semelhante à dos aparelhos de surdez totalmente implantáveis. Certamente isso trará algumas vantagens, como a prática de alguns esportes, a exemplo da natação, sem precisar remover a unidade externa. Trará, também, algumas desvantagens, como a dificuldade de modificar as estratégias de programação do implante, que estão sendo periodicamente aperfeiçoadas.

Nos implantes atuais, contudo, a unidade externa contém o microfone, o processador de sinais e as baterias que fornecem energia ao sistema (tanto a parte externa quanto a interna).

Após a cirurgia, passarei a ouvir imediatamente? E como vou ouvir?

Não, a cirurgia exige um tempo de cicatrização da pele situada sobre o processador interno. Geralmente, aguardamos um mês para "ativar" a unidade externa, ou seja, escolher a estratégia e fazer o "mapa".

Mesmo após a ativação, a audição ainda não será perfeita. O sistema nervoso central precisa se adaptar ao novo tipo de estímulos, o que requer tempo e sessões de reabilitação. A melhor audição com o implante é observada de seis meses a um ano após a ativação do sistema.

É difícil ter uma idéia exata de como as pessoas implantadas ouvem os sons, pois as descrições variam muito.

Qual é o grau de audição proporcionado pelo implante?

Os limiares auditivos dos pacientes implantados quase sempre se situam na faixa social normal. A discriminação é mais variável, mas grandes progressos têm sido obtidos com o aperfeiçoamento das estratégias utilizadas.

A figura 28 (página 154) nos mostra os limiares auditivos de uma criança com surdez congênita e os limiares que podemos obter com o uso de um aparelho de surdez e com o implante.

É possível falar ao telefone com o implante?

Cerca de 70% das pessoas que utilizam os implantes modernos, de elétrodos múltiplos, podem falar ao telefone após atingir boa adaptação ao sistema.

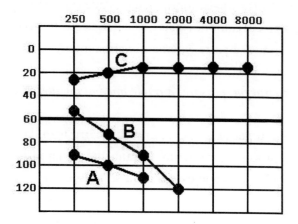

Figura 28 – Audiometria de uma criança de 4 anos com surdez congênita. A) audiometria em campo; B) audiometria em campo com aparelho de surdez; C) audiometria em campo com implante

IMPLANTES BILATERAIS

O alto custo dos implantes cocleares tem dificultado a implantação bilateral na maioria dos centros de implantes. Na Europa, contudo, os implantes bilaterais já são freqüentes e os relatos mostram nítidas vantagens para os pacientes. Nos Estados Unidos já se fazem, também, implantes bilaterais, ainda que em escala menor.

Acredito que a tendência futura será a realização cada vez mais freqüente de implantes cocleares bilaterais.

ESTIMULAÇÃO ELETROACÚSTICA

Em pessoas que possuem boa audição para os sons graves, têm sido utilizados sistemas híbridos: implante coclear para os sons agudos e aparelho de surdez para os sons graves. Há um consenso de que esses sistemas híbridos, para tais pessoas, são mais satisfatórios que os implantes convencionais.

O IMPLANTE DE TRONCO ENCEFÁLICO

Na década de 1960, o dr. William House aperfeiçoou enormemente as técnicas cirúrgicas para a remoção de tumores do nervo acústico, fazendo da House Ear Clinic o maior centro norte-americano de diagnóstico e tratamento desses tumores.

Uma doença genética dominante, a neurofibromatose tipo II, geralmente acarreta o desenvolvimento de tumores em ambos os nervos acústicos, levando seus portadores quase sempre a uma situação de surdez profunda bilateral. House teve, então, a idéia de ligar o elétrodo único de seu sistema de implantes a uma pequena tela metálica, que colocava – durante a cirurgia para a remoção de um tumor, logo após sua retirada completa – na região do tronco encefálico correspondente à emergência do nervo acústico.

Ao longo do tempo, os implantes de tronco encefálico foram também aperfeiçoados, mas a audição que conferem não é tão perfeita quanto a dos implantes cocleares. Permitem, todavia, que esses pacientes ouçam sons e percebam certas características da voz humana, o que certamente melhora a sua qualidade de vida.

COMENTÁRIOS FINAIS

Ludwig van Beethoven tinha cerca de 24 anos quando começou a sentir os primeiros indícios de surdez. Consultou vários médicos, foi submetido a diversos tipos de tratamentos e usou cornetas acústicas, porém seus ouvidos não melhoraram. Chegou a entrar em profunda depressão, contemplando, inclusive, a possibilidade de cometer suicídio.

Sua doença continuou a progredir, atingindo o nível de surdez profunda quando tinha 46 anos.

Até hoje não sabemos exatamente o que causou a surdez de Beethoven. Meu amigo Rudolf Lang, que fundou, comigo e outros colegas, a Sociedade Brasileira de Otologia, tentou localizar os ossos temporais do grande músico, que haviam sido removidos logo após a sua morte. Mas eles simplesmente desapareceram, e não existe nenhum relato de seu estudo.

No dia 7 de maio de 1824, aos 54 anos, Beethoven acompanhou a estréia da sua obra-prima, a

Nona sinfonia. Foi dissuadido de regê-la – por causa da surdez –, mas permaneceu no palco, ao lado do maestro Michael Umlauf. Preocupado em acompanhar a partitura, o grande músico não percebeu o momento em que a sinfonia terminou nem mesmo se deu conta dos aplausos extremamente entusiásticos da platéia. Foi preciso que Umlauf lhe tocasse o braço, fazendo-o voltar-se para o público que o aplaudia.

O fato é que Beethoven continuou compondo, apesar da surdez profunda, até a morte. Certamente a música estava dentro de sua cabeça, e ele sabia como expressá-la.

Como diz Guimarães Rosa, "cada surdo tem a sua música".

Qualquer pessoa com audição normal é capaz de imaginar as dificuldades que Beethoven precisou enfrentar na vida. Poucos, porém, conseguem imaginar um mundo totalmente silencioso. Só as pessoas privadas da comunicação são capazes de sentir o problema. Este é o testemunho de Jack Ashley, um membro do Parlamento Britânico que ficou totalmente surdo:

> *O som ambiental, para a pessoa normal, é tão familiar que nem se o percebe. Mas sem ele a vida é aterrorizante: as pessoas aparecem, subitamente, ao meu lado, as portas batem sem fazer barulho, os cachorros latem e o tráfego desliza silenciosamente à minha volta. Os amigos conversam animadamente em silêncio total... Posso vê-los, claramente, mas eles pertencem a um outro mundo, um mundo de fala, de música, de risadas...*

Isso acontece porque vivemos em uma cultura que supervaloriza os olhos. Os filósofos da comunicação, particularmente Marshall McLuhan, atribuem esse fenômeno à invenção do alfabeto fonético. Os primeiros alfabetos humanos eram ideográficos, como os que ainda são usados na China e no Japão. Como eles reproduzem *idéias*, sua representação lingüística é mínima. O alfabeto fonético fixou as línguas e criou a sensação de nacionalidade. Em vez de idéias, as letras representam apenas os sons de determinada língua. E, ao sermos *alfabetizados*, a imensa maioria de nossos conhecimentos passa a ser obtida pelos olhos. Aprendemos a falar em uma idade da qual não temos lembranças, mas todos nos recordamos da época em que aprendemos a ler. É muito mais difícil para o sistema nervoso central adquirir linguagem do que aprender a representá-la por símbolos. Em outras palavras, foi o advento da linguagem, tornada possível pelos ouvidos, que determinou a importância crescente dos olhos na civilização humana.

Para mim, a surdez neurossensorial é a mais incapacitante das doenças humanas. Além de muito mais freqüente que as perturbações visuais e as afecções cardiovasculares. Isso é um fato, já reconhecido pela Organização Mundial da Saúde.

Cuidar dos ouvidos, conservar a audição e estabelecer condições para a aquisição da linguagem são, portanto, tarefas da mais alta importância. Tarefas certamente multidisciplinares, em virtude de sua própria complexidade, que exigem uma atitude de reverência a esse extraordinário órgão de sentidos de que somos possuidores.

IMPRESSO NA GRÁFICA sumago

sumago gráfica editorial ltda
rua itauna, 789 vila maria
02111-031 são paulo sp
telefax 11 6955 5636
sumago@terra.com.br